Gustave Schelle

Le docteur Quesnay

Biographie

ISBN : 978-1979911207

10 9 8 7 6 5 4 3 2 1

Gustave Schelle

Le docteur Quesnay

Biographie

Table de Matières

QUESNAY CHIRURGIEN

I. Travaux antérieurs sur Quesnay. — II. Ses origines et sa jeunesse. — III. Quesnay, chirurgien à Mantes. — IV. La Communauté de Saint-Côme et la Faculté de médecine. — V. L'Académie de Chirurgie. — VI. Quesnay contre la Faculté. — VII. Quesnay reçu médecin.

I. Travaux antérieurs sur Quesnay.

Il y a une quinzaine d'années nous avons essayé dans un volume : *Du Pont de Nemours et l'École Physiocratique*, de tracer l'histoire des Physiocrates et de montrer l'influence qu'ils ont exercée sur le XVIIIe siècle et sur le XIXe. En prenant pour cadre la vie de Du Pont de Nemours, le plus jeune d'entre eux, le seul qui ait été mêlé aux événements de la Révolution, nous avons pu suivre la marche de leur École depuis l'époque de ses succès jusqu'à son déclin ; mais nous n'avons dit de ses origines que ce qui était indispensable à notre exposé.

Depuis lors, un nombre considérable de publications ont paru sur les Physiocrates en France et hors de France. Nous avons nous-même, on nous pardonnera de le signaler, abordé plus complètement que nous ne l'avions fait l'étude des origines de la Physiocratie dans diverses études et en particulier dans un volume : *Vincent de Gournay*.

Nous nous occupons maintenant de Quesnay. La connaissance de sa vie et de ses travaux est fertile en enseignements de tout genre.

D'abord chirurgien, il a soutenu contre la Faculté de médecine une lutte qui forme un des chapitres les plus curieux de l'histoire des monopoles professionnels.

Devenu brusquement médecin, attaché à la personne de Mme de Pompadour et à celle du roi, il se mit à plus de soixante ans à vouloir résoudre les question sociales les plus ardues, et à Versailles, dans le palais de Louis XV, il entreprit de détruire les méthodes gouvernementales en usage. Il remua alors une foule d'idées, et trouva aussitôt un nombre considérable « d'athlètes » pour l'aider dans son œuvre.

Comme défenseur de la Corporation des chirurgiens et comme écrivain médical, il aurait déjà une place honorable dans l'histoire des idées. Comme économiste et comme philosophe social, il en a une, très importante ; on peut le classer parmi les grands penseurs de tous les temps.

Jusqu'à ces dernières années, on savait peu de choses sur sa famille, sur sa jeunesse, sur son extrême vieillesse.

Sa vie n'était guère connue que par trois Éloges [1] écrits en 1775, quelques mois après sa mort. Or il suffit de comparer entre eux ces trois Éloges pour constater qu'ils renferment aux mêmes endroits des lacunes ou des invraisemblances. Il est visible qu'ils ont été rédigés d'après une note unique fournie par la famille du défunt et que, dans cette note, certains faits ont été embellis ; certains autres volontairement laissés dans l'ombre.

Ainsi, la présence de Quesnay chez Mme de Pompadour pendant quinze ans est dissimulée par les panégyristes ; la lutte très vive qu'il a soutenue au nom des chirurgiens contre la Faculté de médecine, pendant un laps de temps aussi grand, est à peine signalée par eux.

Depuis que l'attention des érudite s'est portée sur les Physiocrates, des trouvailles curieuses ont été faites en ce qui concerne Quesnay, dans les localités qu'il habitées à Méré, à Mantes, à Versailles, à Paris, par plusieurs membres de la Société archéologique de Rambouillet et par plusieurs archivistes [2]. L'éditeur de ses *Œuvres économiques et philosophiques*, M. Oncken, s'en est déjà emparé pour écrire une biographie qu'il a dû successivement compléter et rectifier [3]. Un

1 1° Par Grandjean de Fouchy, secrétaire de l'Académie des Sciences ; publié en 1778 dans l'Histoire de cette Compagnie, à l'année 1174 ;
2° Par le comte d'Albon, neveu de Mlle de Lespinasse (*Nouvelles Éphémérides du Citoyen*, 1775) ;
3° Par De Romance, marquis de Mesmon, 1775.
Ces éloges out été reproduits par M. Oncken, en tête de son édition des *Œuvres économiques et philosophiques de Quesnay* avec des extrait des *Mémoires de Mme du Hausset et de Marmontel* et l'*Éloge funèbre de Quesnay*, par le Marquis de Mirabeau, tiré des *Nouvelles Éphémérides* de 1775. — La *Petite bibliothèque économique* contient un recueil d'œuvres choisies de Quesnay avec introduction de M. Yves Guyot : *Quesnay et la Physiocratie*.
2 Le comte de Dion, M. Maurion de Laroque, M. Grave, M. J. Maillard,M. Couard-Luys, M. Josse, M. Cretté, M. Lorin et enfin M. René Allain.
3 Zur Biographie des Stifters der Physiocratie, François Quesnay. — Gesichte der

8

des chercheurs, M. Lorin a, de son côté, groupé les résultats des découvertes opérées par lui et par d'autres dans un travail fortement documenté [1]. Il a eu entre les mains la note remise aux auteurs des Éloges écrits en 1775.Le rapprochement d'un passage de l'un d'eux [2] et d'un passage de la note ne peut laisser de doutes ; elle est de Hévin, gendre de Quesnay, et dès lors s'expliquent les dissimulations et les embellissements des panégyristes.

Quesnay est mort au début du règne de Louis XVI ; Hévin, chirurgien de Madame, comtesse de Provence, restait attaché à la nouvelle cour. Il ne devait pas être désireux de rappeler que son beau-père avait été longtemps attaché la personne de la favorite. Entouré de médecins qui, probablement, avaient jalousé Quesnay, il ne devait pas tenir non plus à trop insister publiquement sur la lutte que ce dernier avait soutenue contre la Faculté et à laquelle il avait pris lui-même une certaine part en qualité de secrétaire du docteur. Obéissant peut-être enfin à une préoccupation qui n'est pas rare chez les héritiers d'un homme parti de rien et devenu célèbre, il a tu l'origine toute paysanne de Quesnay et y a substitué une origine bourgeoise.

Les mémoires de Mme du Hausset et d'autres documents ont depuis longtemps permis de combler les lacunes des Éloges quant au séjour de Quesnay chez Mme de Pompadour. Les trouvailles récentes ont renseigné exactement sur la famille de l'économiste. Certains côtés de sa vie ne sont pas toutefois encore bien connus. Personne n'a donné jusqu'ici d'indications précises sur son rôle dans la lutte des chirurgiens contre la Faculté de médecine. Personne n'a fourni de renseignements exacts sur le *Tableau économique*, cette œuvre bizarres dont les disciples du maître ont fait une invention comparable à celles de l'écriture et de la monnaie.

Enfin, la paternité de doctrines attribuées à Quesnay a été contestée. Depuis que le protectionnisme a gagné les politiciens, il s'est introduit dans les chaires ; on a entendu prouver que le premier économiste français n'était pas même partisan de la doctrine du libre échange, dont il était considéré jusque-là comme l'un des fon-

Nationalœconomie.

1 Lorin, *François Quesnay*, — Quelques inexactitudes de ce travail ont été rectifiées par M. René Allain qui nous a fourni directement sur d'autres points d'utiles indications.
2 Ce passage est relatif aux gravures de Quesnay.

dateurs.

Ces points et d'autres encore devaient être éclaircis.

II. Ses origines et sa jeunesse.

François Quesnay est né à Méré [1], près Montfort-l'Amaury, en 1694. Tous les biographes donnent la date du 4 juin et cette date semble avoir été fournie par Quesnay, car elle figure au bas d'un portrait fait de son vivant. Son acte de baptême est toutefois du 20 juin [2].

Les ordonnances royales [3] avaient prescrit aux curés d'indiquer sur leurs registres le jour et le temps de la nativité des enfants. L'acte de baptême de Quesnay est muet à cet égard, ainsi que beaucoup d'autres, mais ordinairement le baptême se faisait le lendemain ou le surlendemain de la naissance et non seize jours après. La date du 4 juin est donc douteuse.

Les panégyristes ont raconté, d'après la note d'Hévin, que le père de Quesnay, Nicolas, était avocat.

Dans son contrat de mariage [4], Nicolas Quesnay est désigné comme marchand ; dans l'acte de baptême de l'un de ses enfants, il est dit « garde-plaine de S. M. » ; dans d'autres actes de baptême [5], notamment dans celui de son fils François, il est qualifié : « receveur de l'abbaye de Saint-Magloire ». A partir de 1696 [6], il est désigné comme laboureur. C'était là, sans doute, sa profession principale.

L'existence de sa famille dans le canton de Montfort est constatée par des contrats remontant jusqu'au milieu du XVIe siècle et ces contrats montrent que les Quesnay étaient des paysans. L'aïeul de Nicolas était à la fois laboureur et marchand ; il fut collecteur de la taille en 1639. Le père [7] de Nicolas fut également laboureur et

1 Jadis Meray ou Méray. Le village comprenait deux paroisses, Méré et Saint-Magloire.
2 Voir les Annexes.
3 Ordonnance d'août 1539.
4 24 juin 1681.
5 Dans quelques-uns, aucune profession n'est indiquée.
6 Il n'était plus receveur alors.
7 Il épousa en premières noces la fille d'un marchand de Méré.

marchand ; il jouissait d'une certaine considération, car au contrat de mariage de son fils, figurèrent comme témoins, tant du côté du mari que du côté de la femme, plusieurs « nobles hommes », un sieur de la Queue [1], un seigneur d'Adamville, etc.

Les Quesnay habitaient à Méré, rue Saint-Magloire, une maison qui, probablement, n'existe plus aujourd'hui et qui était composée de deux chambres à feu, avec cave et grenier ; à côté, était une grange ; derrière, se trouvaient trois bâtiments couverts en chaume, une écurie, une boutique et une étable. Le jardin attenant n'avait que 27 pieds de large à un bout, 42 au milieu, 19 à l'autre bout. Dans la boutique devait se faire un commerce de menus objets [2], ainsi qu'il arrive encore fréquemment dans les campagnes.

Les Quesnay avaient donc une situation modeste. Ils possédaient quelques terres sur Méré, mais elles donnaient de médiocres revenus, puisque Nicolas ajouta de petits emplois à sa profession. Nicolas avait toutefois deux domestiques, un homme et une servante, qui tinrent son dernier enfant sur les fonts baptismaux ; les mariages dans la famille se faisaient par contrats et chacun des, époux apportait une dot, ce qui indique une aisance relative.

Les panégyristes, et ils doivent dire vrai sur ce point, nous représentent le père de Quesnay comme un brave homme, fort négligent de ses affaires [3], et non moins négligent de l'éducation de ses enfants. Il en eut pourtant douze qui, pour la plupart, moururent en bas âge [4]. A sa mort, il n'en restait que cinq, deux fils et trois filles. François Quesnay, né le huitième, fut le quatrième des survivants.

Il est vraisemblable que Nicolas Quesnay, garde-plaine de Sa Majesté, puis receveur d'abbaye, était un homme médiocre et peu instruit, bien qu'on cite de lui des paroles sentencieuses.

---

1 Gallais La Queue, limitrophe de Méré.

2 Après la mort de son mari, Mme Quesnay continua tenir boutique. Elle obtint un jugement contre un débiteur de Houdan (à 15 km. de Méré).

3 Hévin et ses copistes disent qu'il passait sa vie à Montfort dans la liaison la plus intime avec le procureur du roi et que tous deux, arrangeaient à l'amiable toutes les affaires qui se présentaient à eux.

4 Louise (1683), Nicolas (1684), *Nicolas* (1687), Marguerite (1688), *Louise* (1689), François (1691), *Catherine-Antoinette* (1693), *François* (1694), Marie (1695), *Marie-Anne* (1696), une autre, fille (1698), Marguerite (1700). Les cinq noms soulignés sont ceux des survivants.

Quant à sa femme, Louise Giroux, du village de Davron [1], les biographes nous font entendre qu'elle gouvernait la maison ; elle se livrait tout entière aux soins qu'exigeait la culture et associait son fils François à ses occupations champêtres, sans avoir d'autre ambition maternelle que de lui confier la gestion du petit bien familial quand elle ne pourrait plus s'en occuper elle-même.

Les biographes prétendent qu'elle avait l'esprit cultivé. Cependant, à onze ans, Quesnay ne savait pas encore lire ; le premier livre qui lui tomba sous la main fut la *Maison rustique*, et pour le déchiffrer, il recourut à l'assistance du jardinier de la maison qui le lui avait prêté [2].

Les biographes ajoutent que le jeune homme remédia de lui-même à l'insuffisance de son éducation première, dévora tous les livres qu'il put se procurer, apprit le latin et le grec presque sans maîtres. Ils disent enfin que la chirurgie fut chez Quesnay une vocation, que sa mère lui résista d'abord, puis qu'elle céda devant son obstination. Il serait allé apprendre les premiers éléments de l'art chez un chirurgien d'Ecquevilly [3], mais s'étant aperçu de l'ignorance d'un tel maître, il se serait rendu à Paris pour y faire des études sérieuses.

Le récit des biographes est accompagné d'anecdotes dont l'invraisemblance saute aux yeux.

Pour montrer le degré de curiosité du jeune François, ils racontent que, dans les grands jours d'été, il partait quelquefois de Méré au lever du soleil, allait à Paris acheter un livre et rentrait chez ses parents le soir, après avoir lu en route le livre qu'il était allé chercher. Méré est à plus de 40 kilomètres de Paris ; faire plus de 20 lieues en un jour, en lisant en chemin, c'est beaucoup !

Les panégyristes racontent encore que le chirurgien d'Ecquevilly n'avait pas de diplômes, que, pour s'en procurer un, il s'empara en cachette des cahiers de son élève et les présenta au lieutenant du premier chirurgien du roi comme renfermant des leçons qu'il avait données ; le lieutenant, ayant trouvé les leçons excellentes, lui aurait délivré, sans autre examen, des lettres de maîtrise. Mais les

1 Canton de Meulan.
2 La faible dimension du jardin de N. Quesnay ne comportait pas l'intervention d'un jardinier à demeure, observe M. Lorin.
3 Près Crespières, à quelques lieues de Méré.

panégyristes nous disent que Quesnay ignora la supercherie et ils n'indiquent pas comment elle fut connue.

Ils rapportent enfin que, lorsque Quesnay eut, à seize ans et demi, achevé des études correspondant à peu près aux humanités et se fut ainsi suffisamment pénétré de Cicéron et de Platon, sa mère lui mit un Montaigne dans les mains en lui disant : « Tiens, voilà pour t'arracher l'arrière-faix de dessus la tête ». Un des biographes ajoute : « On ne saurait s'étonner que le fils d'une telle mère ait été un homme original, peu assujetti aux préjugés, propre à se frayer lui-même les routes qu'il voulait parcourir. »

Ce qui est étonnant, c'est qu'une femme de campagne, mariée à dix-sept ans à un laboureur, constamment absorbée par des occupations matérielles et par les soins de la maternité, ait pu porter sur Montaigne le fin jugement qui lui est attribué. Elle attachait, en réalité, si peu d'importance aux connaissances littéraires que non seulement elle n'apprit pas à lire à son fils, mais qu'elle n'enseigna pas à écrire à celle de ses filles qui resta le plus longtemps près d'elle. [1] Dans l'acte de mariage de cette dernière, âgée alors de trente-deux ans, se trouve cette phrase caractéristique : « L'épouse ayant déclaré ne savoir signer. »

Fn tout cas, Mme Quesnay, devenue veuve en 1707, mit quelques années plus tard, en octobre 1711, François, alors âgé de dix-sept ans, en apprentissage chez un graveur de Paris, Pierre de Rochefort [2]. Cette profession était alors à la mode : « La France était remplie de graveurs », dit Monteil.

Un autre fait non moins certain, c'est que Quesnay obtint, on ne sait à quelle date, le grade de maître ès-arts qu'il a inscrit à la suite de son nom sur le titre de plusieurs de ses ouvrages. Ce grade, qui donnait le droit d'enseigner les humanités et la philosophie, était conféré par l'Université après deux examens devant quatre examinateurs et devant le Chancelier de Notre-Dame ou de Sainte-Geneviève qui remettait le bonnet au candidat heureux.

1 Marie-Anne, née en 1696, qui épousa en 1728 un laboureur de Coignières, près Trappes.

2 Le frère aîné de Quesnay avait été placé de bonne heure chez un marchand de Montfort. Il est mort dans cette ville en 1713. La même année, deux sœurs de Quesnay se marièrent, l'une à un nommé Serre, d'Auteuil (à 7 km. de Montfort), l'autre a son cousin Lefebvre, de Saint-Léger en Yvelines (à 7 ou 8 km. de Montfort, dans la forêt de Rambouillet).

Il est possible que Quesnay ait complété son instruction première lorsqu'il vint à Paris, mais il est peu probable qu'il ait pu se mettre en situation de subir des examens d'humanités et de philosophie sans avoir acquis auparavant, soit auprès du curé de Méré, soit autrement, des connaissances d'une certaine étendue.

D'après l'affirmation d'Hévin, ce serait en 1710 que Quesnay serait allé chez le chirurgien d'Ecquevilly. Une conjecture est dès lors permise. Pour devenir maître en chirurgie, il fallait, en vertu de l'édit de février 1692 [1], avoir été apprenti chez un maître d'une ville principale ayant communauté de chirurgiens et avoir servi ensuite pendant quatre ans chez un ou plusieurs maîtres, ou bien, à défaut. du premier apprentissage, avoir servi pendant six ans chez un ou plusieurs maîtres. Quesnay aurait commencé son stage à Ecquevilly en suivant la seconde filière ; il l'aurait interrompu pour apprendre la gravure, mais il ne serait pas resté beaucoup plus longtemps en apprentissage comme graveur que comme chirurgien.

Un biographe dit qu'il travailla chez Cochin et qu'il logea à Paris chez le père du célèbre artiste ; il est probable qu'il n'y a là qu'une confusion de nom entre Cochin et Pierre de Rochefort.

Quoi qu'il en soit, Quesnay ne tarda pas à aller faire ses études médicales à Paris, et c'est à cette époque qu'on peut placer le désaccord signalé entre lui et sa mère, celle-ci persistant à vouloir le faire graveur et lui voulant être chirurgien.

Rangé et d'une vigoureuse santé, il fut un étudiant laborieux ; il assista aux leçons du Collège de chirurgie et à celles de la Faculté de médecine où il prit des inscriptions ; il étudia la pharmacie, suivit des cours d'anatomie, de chimie et de botanique au Jardin du roi, fréquenta les hôpitaux, « ne manquant ni une visite, ni un pansement », fut admis « à travailler » à l'Hôtel-Dieu et trouva néanmoins, au milieu de ses occupations professionnelles, le temps de compléter son instruction générale. « il effleura les mathématiques », dit Grandjean de Fouchy avec une pointe d'ironie, et étudia la philosophie ; *La recherche de la vérité*, de Malebranche,

---

1 Le texte de cet édit (daté de Versailles), se trouve dans le Recueil dont nous parlons plus loin. Il porte création de deux chirurgiens jurés dans chaque grande ville du Royaume et d'un dans les autres. Les chirurgiens jurés étaient chargés d'inspecter les autres chirurgiens et d'assister aux examens de réception des chirurgiens, sages-femmes, etc. L'article 6 fixe les conditions d'apprentissage.

lui inspira un goût très vif pour la métaphysique.

En 1716, il quitta Paris pour aller, comme chirurgien, à Orgerus, petit village situé à une douzaine de kilomètres de Méré, vraisemblablement pour compléter son temps de service chez un maître ; celui d'Orgerus ne devait avoir ni plus de science, ni plus de clientèle que celui d'Ecquevilly.

L'année suivante, le 30 janvier 1717, il se maria avec Jeanne Catherine Dauphin, qui, nous dit encore Grandjean de Fouchy, était fille d'un marchand des six corps de Paris. Les six corps étaient, comme on sait, ceux des drapiers, épiciers, merciers, pelletiers, bonnetiers et orfèvres ; si la femme de Quesnay avait été la fille d'un orfèvre, le biographe l'aurait signalé. Il n'a pas osé dire ou Hévin ne lui a pas fait connaître qu'elle était la fille d'un épicier de la rue des Fossés-Saint-Sulpice, ce qui est constaté par son contrat de mariage.

A ce contrat, daté du 8 janvier 1717 [1], figurèrent comme témoins, du côté de Quesnay, son beau-frère, épicier à Saint-Léger, le curé de Saint-Léger et un bourgeois de Paris ; du côté de la future, un marchand de grains, un secrétaire de conseiller au Parlement, un officier d'échansonnerie du roi, un marchand perruquier. Chaque époux apporta en dot 3.000 livres.

Quesnay, voulant s'établir à Mantes, demanda la maîtrise aux chirurgiens de la ville ; ceux-ci la lui refusèrent. Les membres des corporations trouvaient facilement des prétextes pour écarter un concurrent.

Muni de sa lettre de refus, Quesnay alla a Paris, au collège de Saint-Côme, subir les épreuves de la maîtrise et fut reçu avec éloges le 9 août 1718.

« J'ai entendu plusieurs fois, dit Hévin, M. de Malaval (prévôt du collège de chirurgie) rappeler le jugement distingué que ses collègues et lui avaient porté du candidat, d'après la supériorité de lumières qu'ils lui avaient reconnues dans se différents examens. »

Hévin n'a pas expliqué pourquoi cet élève si brillant n'avait pas concouru à la maîtrise lorsqu'il était à Paris avant de se rendre à Orgerus. Il est à supposer qu'il n'avait pas alors le temps exigé par les règlements, ou qu'il voulait éviter de payer les droits de maîtrise

---

1 Publié par M. Lorin.

à Paris, sensiblement plus, élevés qu'à Mantes [1].

Ce sont là des détails. Ce qui avait quelque importance, c'était d'être fixé sur les origines de Quesnay. Ses disciples avaient dit : Quesnay est né dans une ferme, Quesnay est parti de la charrue [2]. D'autres de ses contemporains avaient confirmé ce témoignage [3] ; les dires des panégyristes l'avaient fait suspecter.

Grâce aux recherches des membres de la Société archéologique de Rambouillet, la vérité est maintenant connue. Au lieu d'être le fils d'an avocat au Parlement qui s'était retiré à la campagne par amour de l'agriculture ou par économie, Quesnay est issu d'une famille de laboureurs et de petits marchands ; il a passé son enfance au milieu des faits agricoles, dans un pays de petite et moyenne culture, et au milieu des faits du petit négoce ; il s'est marié dans le petit commerce.

Son origine paysanne, ses alliances modestes expliquent mieux ses travaux économiques que l'origine robine, que la vanité voulut lui donner. Mais au XVIIIᵉ siècle on voulait tout au moins être bourgeois, si l'on n'était pas noble ; le titre de paysan sonnait mal, il avait encore quelque chose du serf.

III. Quesnay, chirurgien à Mantes.

M. E. Grave [4] a trouvé des traces curieuses du séjour de Quesnay à Mantes [5]. Lorsqu'il s'installa comme chirurgien dans cette ville en 1718, il avait vingt-quatre ans. Cinq ans plus tard, en 1723, les offices héréditaires des chirurgiens royaux, créés en 1691, furent supprimés ou plutôt délivrés à nouveau par le roi. Quesnay en ob-

1 Les droits de brevet étaient de 4 livres, non compris 40 sols payés à chacun des prévôts ou aux deux anciens maîtres et 40 sols au greffier de la communauté. Les droits de maîtrise étaient de 150 livres dans les villes principales et de 75 livres dans les autres.

2 Du Pont de Nemours, Turgot.

3 Crawford, probablement d'après Sénac de Meilhan, fils du docteur, Sénac.

4 Quesnay marguillier.

5 Dans une quittance notariée, datée de Mantes, 29 août 1721, Quesnay est désigné comme « maître chirurgien reçu à Mantes, demeurant à Paris » On a conclu de là que Quesnay avait alors quitté Mantes. Mais il y a eu probablement une interposition de localités et il faut lire : « maître chirurgien reçu à Paris, demeurant à Mantes . Les notaires ne sont pas infaillibles.

tint un par lettres patentes de septembre 1723 ; sa réception par la communauté de Mantes est du 7 janvier 1724.

A quelques jours de là, les maire et échevins de la ville l'inscrivirent sur une liste de trois maîtres parmi lesquels devaient être choisis, par le premier chirurgien du roi, le lieutenant et le greffier de la communauté. Mais Maréchal, premier chirurgien, avait déjà fait son choix et désigné comme lieutenant un certain Bichot qui avait versé « pour la finance de l'état du dit office » une sommé de 400 livres.

Précédemment, en décembre 1723, Quesnay avait été élu marguillier, le second sur trois. Tout d'abord, il avait paru accepter ces fonctions, puis il s'était ravisé et avait allégué que, n'étant pas natif de la ville et étant nouveau paroissien, il n'avait pas à être désigné, qu'il était obligé d'aller auprès des malades à tous les moments de la journée et que, pour la perfection de son art, il devait se rendre très souvent, et pendant un temps considérable, à Paris pour faire des expériences d'anatomie.

En 1726, il fut encore élu marguillier, le second sur trois. Après réflexion, il accepta, mais en protestant contre le rang qui lui avait été donné et en réservant de se pourvoir par les voies de droit contre les prétentions à préséance de celui qui avait été élu le premier et qui était un orfèvre [1].

« Cette contestation, dit Hévin, fut porté devant les juges. Elle mit Quesnay dans le cas de faire sur la chirurgie toutes ces recherches précieuses qui, dans la suite des temps, lui servirent à défendre les chirurgiens de Paris contre leurs adversaires. On trouve dans le factum imprimé qu'il publia contre sa partie un précis clair des droits et prérogatives que la chirurgie avait mérités et obtenus en qualité d'art libéral ». Ce factum n'a pas été retrouvé jusqu'ici. Mais Hévin dit que Quesnay gagna sa cause et qu'il prit sur son concurrent le pas que son titre de maître ès-arts lui donnait, parait-il, de plein droit.

Il ne semble pas que Quesnay ait été un parfait marguillier. Chargé des fonctions du trésorier en 1728, il laissa les comptes en suspens ; ils ne furent apurés que beaucoup plus tard. Mais au <u>commencement</u> de cette année 1728, il avait perdu sa femme de

1 La corporation des orfèvres de Mantes avait une certaine importance ; elle était une de celles qui possédaient un poinçon.

suites de couches, et ce malheur inattendu avait nécessairement troublé sa vie [1]. Il restait veuf avec trois jeunes enfants, deux fils et une fille [2].

Les liens qui l'attachaient à Méré furent rompus à peu près dans le même temps. Une des sœurs qu'il y avait laissées, était morte ; une, autre, s'était mariée [3] ; sa mère, restée seule, mourut en 1730, après avoir eu à soutenir plusieurs procès contre des voisins ou des débiteurs. Quesnay vendit sa part d'héritage qui comprenait la maison familiale et une autre petite maison, la première, moyennant une rente foncière de 120 livres, rachetable pour 2.600 livres, la seconde moyennant une rente foncière de 24 livres.

Il nous a retracé, dans une brochure écrite en 1748, la vie du chirurgien de village, allant saigner ou panser dans les campagnes et administrant quelques médicaments, de la tisane, un purgatif, d'autres remèdes simples, bien que l'exercice de la médecine lui fût interdit. Mais le chirurgien ne réclamait de salaire que pour la saignée et donnait ses soins médicaux par-dessus le marché. Les règlements étaient ainsi éludés, à la satisfaction du menu peuple qui évitait l'obligation d'avoir à faire appel aux lumières coûteuses d'un médecin.

Quesnay, ainsi qu'il l'a déclaré, faisait comme tous ses confrères, et exerçait la médecine autant que la chirurgie. Il ne se bornait pas d'ailleurs, en tant que chirurgien, à saigner et à panser ; le diplôme qu'il avait reçu à Saint-Côme lui permettait de pratiquer la grande chirurgie, c'est-à-dire de faire des opérations et des accouchements.

M. Grave nous le montre accouchant secrètement, en 1727, une fille de qualité, se chargeant de mettre l'enfant en nourrice, le présentant au baptême et assistant ensuite, comme témoin, au mariage réparateur.

A ses titres de maître ès-arts, chirurgien reçu à Saint-Côme, Quesnay joignit celui de membre de la Société académique des

---

1 D'après M. Grave, il habitait en 1729 à Mante dans la rue du Vieux Pilori ; sa maison aurait été démolie en 1760, lorsque Perronet perça la rue (nationale) qui est en face du pont sur la Seine.
2 Nés en 1717, 1723 et 1728.
3 Marie-Anne qui ne savait pas signer.

arts [1] qu'avait récemment instituée à Paris le comte de Clermont avec l'agrément du roi, et il y joignit aussi, d'après les biographes, celui de chirurgien major de l'Hôtel-Dieu de Mantes. En cette qualité, il aurait eu à déployer ses talents, car l'Hôtel-Dieu aurait servi d'asile pendant plusieurs années à un grand nombre de blessés d'un régiment employé à la reconstruction d'une partie du vieux pont sur la Seine, constatation qui ne donne pas une haute idée de l'organisation des chantiers de travaux publics à cette époque.

Actif et très probablement plus instruit que ses confrères, Quesnay n'avait pas tardé à se faire une bonne clientèle. Il ne refusait jamais ses soins, quel que fût le lieu et quelle que fût la saison, dit d'Albon. Il avait surtout de la réputation comme accoucheur, ce qui le faisait appeler dans les châteaux des environs de Mantes.

Une circonstance de ce genre le mit en relations avec la famille de Noailles qui lui témoigna depuis la plus grande bienveillance, ainsi que le prouvent les dédicaces de plusieurs de ses ouvrages [2].

Le vieux Maréchal de Noailles avait dans les talents de Quesnay une telle confiance, racontent les biographes, qu'il conseilla à la reine, lorsqu'elle vint à Maintenon, après ses couches, de ne point amener avec elle de médecins. « Quesnay, précise Hévin, accompagna la reine dans le séjour qu'elle fit à Maintenon, en allant et revenant de Chartres après la naissance du dauphin ». Ainsi que l'a déjà signalé M. Lorin, Marie Leczinska ne fit pas ce voyage en 1729 après la naissance du dauphin, mais en 1732, après la naissance de la princesse Adélaïde. Elle partit de Versailles le 2 mai, coucha à Rambouillet, alla dîner à Maintenon le 27 ; et coucha le soir à Chartres où, le lendemain, elle fit des prières pour remercier le ciel, non de lui avoir donné sa fille, mais de lui avoir donné précédemment un dauphin. Elle se remit en route le 29, dîna à Maintenon et

---

1 Dans l'acte de décès de sa mère, il est désigné comme académicien.

2 Quesnay dédia en 1736 son *Essai physique sur l'économie animale* au maréchal duc de Noailles (1678-1766) ; en 1749, au fils de celui-ci, Louis de Noailles, duc d'Ayen (1713-1793), gouverneur du Roussillon, puis maréchal, le *Traité de la gangrène* ; et la même année, au comte de Noailles, duc de Mouchy, le *Traité de la suppuration*. La dernière dédicace ne renferme que des formules de politesse. Dans celle du *Traité de la gangrène*, on lit : « C'est à ce zèle (que vous montrez pour tout ce qui a rapport au bien public) que je dois les regards favorables dont il a plu à votre Grandeur d'animer mes premiers essais et la protection aussi généreuse qu'efficace dont elle daigne m'honorer depuis longtemps ».

coucha à Rambouillet.

On s'explique difficilement qu'un de ses médecins n'ait pas fait partie de sa suite. Eu égard à la, brièveté du voyage, l'assertion d'Hévin peut renfermer toutefois une part de vérité.

A cette époque, la réputation de Quesnay avait dépassé la région de Mantes ; il venait de remporter une victoire dans une querelle scientifique avec un docteur en renom de la Faculté de Paris, Silva, alors attaché à la maison du comte de Charolais.

Très à la mode, médecin des darnes, en imposant à ses malades par la bizarrerie de ses prescriptions [1], Silva avait publié sur la saignée un livre plus brillant que solide et qui néanmoins avait eu du succès. Le *Journal de Verdun* avait approuvé, Bœrrhave en avait dit du bien [2].

Silva était, un disciple de la vieille école médicale, imbu des préjugés que la Faculté avait érigés en préceptes. Il soutenait que, pour amener le déplacement des humeurs localisées dans une partie du corps, il fallait nécessairement ouvrir une veine dans une partie opposée. Il ne tenait point compte, dans ses explications, de la contractilité du tissu artériel et semblait raisonner sur le sang comme s'il s'était agi d'un liquide quelconque coulant dans des tuyaux passifs.

Quesnay se mit à étudier la question et à faire des expériences d'hydrostatique. Quand il fut sûr de son sujet, il rédigea une réfutation des principes de Silva.

Mais avant de publier sou travail, il le communiqua à quelques amis qui lui conseillèrent de ne point s'attaquer, lui, petit chirurgien de province, à un prince de la science. L'un d'eux, le Père Bougeant, prit le manuscrit, le montra à Silva et engagea ce dernier à s'aboucher avec Quesnay. Silva n'eut pas l'air de comprendre. Il se ravisa ensuite, mais il était trop tard ; Bougeant avait rendu le manuscrit. Silva s'adressa alors au maréchal de Noailles pour avoir une entrevue avec Quesnay. L'entrevue eut lieu en présence de plusieurs personnes ; Silva affecta un ton de supériorité et de persiflage qui n'empêcha pas le chirurgien de Mantes de réunir en sa faveur les suffrage des assistants.

---

1 La Mettrie, La politique du médecin de Machiavel.
2 Bruhier, Mémoire pour servir à l'histoire de la vie de M. Silva, 1744.

Celui-ci donna sa réfutation à l'impression ; le censeur, ami de Silva, la retarda pendant près d'un an et il fallut que Quesnay allât solliciter le chancelier d'Aguesseau pour que l'interdit fût levé. La permission fut enfin octroyée le il août 1729 [1] et la réfutation parut sous le titre d'Observations sur les effets de la saignée [2]

Silva voulut alors préparer une seconde édition de son livre et y insérer une réplique à Quesnay ; dans ce but, il convoqua chez lui deux membres de l'Académie des sciences, Bertin et Clairaut [3]. Le résultat de la conférence fut que la seconde édition ne serait pas publiée. A la mort de Silva, on trouva chez lui des « morceaux décousus » qu'il n'avait pas employés [4].

« M. Silva, a pu écrire Quesnay, a été forcé de se rendre à mes principes, malgré toutes les tentatives que l'on sait qu'il a faites pour en éluder la démonstration » [5].

On voit que dès sa jeunesse, Quesnay aimait le combat : soucieux de la dignité de sa profession, il la défendit contre les prétentions d'une autre corporation en faisant un procès de préséance à un orfèvre ; conscient de sa valeur personnelle, il réfuta un médecin célèbre et fit preuve alors d'indépendance de caractère et d'esprit.

Bien que chirurgien, il s'éleva contre l'usage abusif et souvent dangereux de la saignée [6]. Quoique dépourvu de grades à la Faculté, il s'attaqua à la routine médicale : « On m'opposera sans doute l'expérience, dit-il, mais de quelle autorité peut être, vis-à-vis de connaissances précises et évidentes, l'empirisme obscur et équivoque des patriciens dominés par d'anciens préjugés auxquels ils se sont livrés aveuglément ? »

---

1 Lorin.
2 Par M. Quesnay, maître ès-arts, membre de la Société des arts, chirurgien de Mantes, reçu à Saint-Côme, 1730, in-12. Dédié à M. d'Abos, seigneur de Bianville, conseiller au Parlement (qui habitait dans les environs de Mantes). Les *Observations* ont été insérées dans le *Traité sur les effets de la saignée*.
3 La Mettrie, déjà cité.
4 Bruhier, déjà cité.
5 Traité sur les effets de la saignée.
6 Pour les vieillards et les enfants.

IV. La Communauté de Saint-Côme
et la Faculté de médecine.

La querelle entre Quesnay et Silva s'était engagée au moment où la lutte séculaire entre les chirurgiens de Saint-Côme et la Faculté de médecine venait de se raviver.

Sous l'ancien régime, les chirurgiens étaient organisés en communautés, tout comme les gens de métiers, et il y avait en France autant de communautés de chirurgiens que de localités de quelque importance. Chacune avait sa bannière qui portait sur champ, ou des lancettes, ou une scie, ou des rasoirs, ou encore une boîte à outils. Chacune se recrutait elle-même ; sous la surveillance de chirurgiens jurés, elle faisait passer des examens aux candidats et leur délivrait des lettres de maîtrise.

« Les réceptions, a pu dire Fourcroy [1], présentaient encore plus d'arbitraire et moins de sécurité pour leurs choix que celles des médecins. Les communautés étaient trop multipliées et le droit de recevoir trop répandu ; elles admettaient à des épreuves trop simples et à des expériences trop légères, comme on les appelait, des sujets trop peu instruits pour leur confier la vie des hommes ».

Presque partout, les chirurgiens n'étaient que de simples barbiers ; beaucoup d'entre eux étaient illettrés ; quelques-uns savaient à peine lire.

Les réceptions n'étaient et ne pouvaient être sérieuses que dans les très grandes villes.

A Paris, la communauté des chirurgiens de Saint-Côme, dont l'origine remontait, disait-on, à saint Louis, comptait des praticiens de premier ordre. Elle possédait un collège bien organisé et qui, par un enseignement basé sur les études anatomiques surpassait à beaucoup d'égards la Faculté de médecine où les cours étaient dits savants, parce que l'on y parlait latin et que l'érudition y tenait la première. pace.

Instruits pour la plupart, préparés à l'exercice de leur profession, les chirurgiens de Saint-Côme faisaient une concurrence sérieuse aux médecins [2]. Pour certaines maladies, le public intéressé les pré-

---

1 Exposé des motifs de la loi du 7 germinal an XI.
2 Journal des Savants, février 1736. — Question de médecine : Sur la question de savoir si c'est aux médecins qu'il appartient de traiter les maladies vénériennes, 1733.

férait aux docteurs de la Faculté.

Celle-ci prétendait pourtant depuis longtemps que les chirurgiens, qu'ils fussent de Saint-Côme ou d'ailleurs, étaient des artisans subordonnés aux médecins, qu'ils pouvaient avoir une plus ou moins grande habileté de main, mais qu'ils étaient incapables d'agir sans être dirigés par des docteurs, attendu que leur éducation n'élevait guère leur esprit au-dessus des sens. Leur travail était regardé comme manuel. « Les médecins, gens de bonne compagnie, n'usaient point de la lancette et du bistouri et plusieurs d'entre eux préféraient en l'absence du barbier, leur aide habituel, laisser mourir leur malade que de lui ouvrir eux-mêmes la veine [1]. »

La Faculté prétendait de plus au monopole de l'enseignement. Ses professeurs, « maîtres supérieurs en l'art de guérir [2] », peuvent seuls, disait-elle, donner des leçons et délivrer des diplômes ; il ne peut y avoir dans l'Université un établissement autonome où l'on fasse passer des examens, où l'on donne des grades et qui forme une cinquième faculté ; les cours doivent y être de qualité inférieure, les examens dérisoires, les grades irréguliers, puisque les professeurs diplômés y sont étrangers.

Telle était pourtant la situation de fait du collège de la communauté de Saint-Côme ; il avait toujours été considéré comme faisant partie de l'Université et néanmoins il était resté à peu près indépendant de la Faculté de médecine.

Les chirurgiens purent raconter plus tard qu'un jour d'hiver la Faculté voulut s'emparer de leur collège, qu'elle y vint toute entière en grand costume et précédée d'huissiers, mais qu'elle attendit vainement sous la neige que les portes s'ouvrissent devant elle ; que, vaincue humiliée, elle dût se retirer sous les huées des assistants. Mais les médecins purent dire aussi que les chirurgiens aient écrit en lettres d'or sur leur maison de Saint-Côme : *Collegium chirurgicum*, et qu'ils furent contraints d'effacer cette annonce incorrecte [3].

Des procès étaient engagés depuis des siècles entre les deux professions rivales ; des décisions judiciaires, des lettres patentes, un indult du pape, étaient invoqués par les parties. Toutes deux comp-

---

1 Paul Reclus, *L'académie royale de chirurgie*, Conférence à la Sorbonne du 1er février 1906.
2 Mém. pour les doyens et docteurs de la Faculté, 1726.
3 Journal des Savants, février 1726.

taient des victoires, presque toujours dues à l'intrigue ; quand le premier chirurgien du roi avait la confiance de son maître, la communauté de Saint-Côme obtenait quelque décision conforme à ses intérêts ; quand, au contraire, les médecins étaient en faveur à la cour, la Faculté triomphait.

Celle-ci avait eu pour politique d'opposer aux chirurgiens les barbiers, organisés eux aussi en communauté. Elle avait ouvert des leçons en français pour ses protégés, leur avait délivré des brevets, leur avait promis que les médecins les emmèneraient avec eux au chevet des malades. Ainsi que l'a proclamé un professeur de la Faculté, les médecins « savaient faire des chirurgiens quand ils le jugeaient à propos ».

Blessés dans leur amour-propre, atteints dans leurs intérêts par la concurrence qui leur était suscitée, les chirurgiens de robe longue s'étaient efforcés de faire établir que les barbiers étaient les « domestiques des chirurgiens » et que leurs attributions avaient été strictement limitées par la loi au pansement des « clous, bosses et plaies légères », à la saignée dans les cas pressants.

A un certain moment, le collège de Saint-Côme avait crû habile de se rapprocher des barbiers et de leur donner aussi des leçons appropriées à leur faible instruction. Le résultat avait été désastreux pour la chirurgie. Barbiers et chirurgiens avaient été soumis tous ensemble en 1613 à la juridiction du premier barbier du roi, et deux ans plus tard, la corporation des barbiers avait été unie au « Corps des professeurs chirurgiens du collège royal de l'Université [1] ».

Cette fusion avait porté une grave atteinte au prestige de la chirurgie. L'école de Saint-Côme avait essayé de se défendre en rendant plus difficile la réception à la maîtrise ; les barbiers avaient alors sollicité l'appui de la Faculté et avaient renouvelé avec elle le contrat par lequel elle s'était engagée à leur donner un enseignement et leur procurer des emplois [2].

Les chirurgiens de Saint-Côme s'étaient adressés en vain au Parlement pour être séparés des barbiers ; un arrêt suivi de lettres patentes de mars 1656 avait confirmé l'union des deux commu-

1 L. p., août 1613.
2 27 juin 1644.

nautés [1].

La Faculté, rendue plus exigeante par le succès, obligeait le prévôt de Saint-Côme à venir jurer devant elle chaque année que les chirurgiens ne donneraient aucun remède interne. Elle n'ignorait pas que ce serment ne serait pas respecté, mais elle y voyait un hommage, une preuve de vassalité. La prestation de serment était accompagnée du paiement d'une redevance, et c'était là un détail que les corporations perdaient rarement de vue.

En 1716, le prévôt de Saint-Côme, invoquant des scrupules de conscience, refusa le serment. Un nouveau procès s'engagea. Il n'eut pas une issue plus rapide que tous ceux qui l'avaient précédé. Ainsi que l'a dit Barbier [2], les procès étaient « appointés pour ne pas être sitôt jugés ».

Les choses en étaient là, lorsque Maréchal, premier chirurgien du roi, obtint une décision [3] instituant au collège de Saint-Côme des chaires de démonstrateurs royaux, avec des appointements assignés sur le domaine, et remettant le collège en possession de ses droits sur un hôpital où deux maîtres chirurgiens nommés par le roi soignaient les pauvres infirmes. C'était un succès sérieux pour les chirurgiens, puisque la régularité de l'enseignement, donné par leur collège était implicitement reconnue. Aussi la Faculté fit-elle opposition [4] à l'exécution de la décision royale, et demanda-t-elle que le terme d'école qui s'était « glissé dans les lettres-patentes fût retranché ». Mais les chirurgiens tinrent bon et en 1726, trois chaires sur cinq furent ouvertes [5].

La lutte prit en même temps une nouvelle forme. Au lieu de se battre à coup de mémoires juridiques et d'exploits, les deux parties mirent le public dans la confidence de leurs dissensions et se lan-

1 Un autre arrêt intervint le 7 février 1660. La communauté des barbiers, perruquiers, baigneurs, étuvistes pour la ville et faubourgs de Paris fut réorganisée en 1673.
2 Journal.
3 L. p. septembre 1724.
4 Mémoires pour l'Université de Paris. — Réponse par les chirurgiens de Saint-Côme.
5 Lettre d'un chirurgien à un apothicaire, 1726. — Problème philosophique si c'est par zèle ou par jalousie que les médecins s'opposent à l'établissement de cinq démonstrateurs (par Médalon). — Mémoire pour les doyen et docteurs régents de la Faculté. — Arrêt du Conseil du 3 février qui maintint les lettres patentes en renvoyant les parties devant le Parlement.

cèrent à la tête une foule de brochures et de libelles.

Un des chirurgiens les plus en renom, Petit, avait, publié un *Traité sur les maladies des os*. Le doyen de la Faculté, Andry, lit du livre une critique acerbe et attaqua à cette occasion tous les chirurgiens, leur déniant le droit de s'occuper de médecine et la science nécessaire pour en parler.La chirurgie est la sujette de la médecine, dit-il ; les chirurgiens ont reconnu depuis longtemps l'infériorité de leur profession, car ils peignent sur leurs enseignes deux docteurs en grand costume (robe rouge, hermine et bonnet).

Dans un autre pamphlet, écrit avec esprit, *Le chirurgien-médecin* [1], un second docteur se moqua de l'ignorance des chirurgiens. Sur 400 ou 500 d'entre eux existant à Paris, affirma-t-il, on n'en compte guère 20 ou 30 sachant leur art ; le reste est composé de *fraters* qui ont passé douze ans de leur vie à faire la barbe et à accrocher les auvents à la boutique de leur patron. Tous cependant ont la prétention de pratiquer la médecine [2].

Un chirurgien répondit et se moqua de l'ignorance des étudiants en médecine, plus souvent occupés qu'il ne convenait, à se délasser, en compagnie des docteurs, au cabaret du *Petit père noir* [3].

Les médecins répliquèrent et racontèrent que les épreuves subies à Saint-Côme n'étaient pas toujours complètes, que des diplômes étaient délivrés au rabais, que des questions ridicules étaient posées au candidat, et, comme preuve, ils citèrent un manuel récemment paru, sous le titre de *Guidon du chef-d'œuvre de Saint-Côme* [4].

Or le « galimatias [5] » du *Guidon* émanait d'un chirurgien chassé de la corporation qui avait rédigé son manuel sur les conseils et avec l'approbation du doyen de la Faculté [6].

L'auteur du *chirurgien-médecin*, tout pénétré de la grandeur de la médecine, avait attaqué aussi les apothicaires. Ceux-ci commen-

1 Par A. R. D. C. M. (attribué à Reneaume de la Garanne).
2 En 1743 il y avait 300 maîtres et 150 non maîtres, 40 maîtres barbiers et autant de non maîtres, 714 perruquiers, non compris ceux des lieux privilégiés. Quant aux médecins de la Faculté, on en comptait 107, dont quelques-uns n'exerçaient pas et 20 médecins privilégiés (*Observations sur l'écrit intitulé : Réflexions sur la Déclaration du 23 avril 1743*).
3 Lettre de M. D. L. R. C. à M. D. H., 1726.
4 *Journal des Savants*, février 1725 et février 1726.
5 Lettre d'un chirurgien (Delafage) à un apothicaire, 1727.
6 Réponse d'un chirurgien à la lettre insérée dans le Mercure (par Quesnay).

çant à se soulever, la Faculté craignit d'avoir de nouveaux ennemis sur les bras, et par l'organe d'Andry désavoua le maladroit pamphlet [1]. Mais elle publia presque en même temps un discours prononcé six ans auparavant par un de ses membres à l'ouverture des leçons françaises de la Faculté [2] et dans lequel la chirurgie était représentée comme une profession d'un rang trop infime pour nécessiter une instruction sérieuse de la part de ceux qui voulaient l'exercer.

Tout ceci se passait en 1726. Aux pamphlets succédèrent des mémoires juridiques [3] ; vint aussi la querelle sur la saignée entre Silva et Quesnay, qui fut en quelque sorte un incident de la lutte générale. Un biographe dit même que ce fut pour donner une preuve de son savoir à La Peyronie que le chirurgien de Mantes réfuta Silva et La Peyronie était alors l'âme de la défense des chirurgiens contre la Faculté.

V. L'Académie de Chirurgie.

Riche, actif, influent, La Peyronie était pour la Faculté un redoutable adversaire. C'était lui qui avait obtenu la création des chaires au collège royal de Saint-Côme en 1723, plus encore que le premier chirurgien du roi Maréchal, dont il avait la place en survivance depuis 1717.

Il songeait maintenant à constituer un organisme qui achevât de relever la chirurgie de l'ignominie dont les médecins voulaient la couvrir : c'était une Académie de chirurgie, sur le modèle de l'Académie des sciences.

Dans un ouvrage, à la rédaction duquel Quesnay a pris part, l'Histoire de la chirurgie [4], le but de La Peyronie est ainsi indiqué :

---

1 Lettre au *Mercure*, janvier 1726.
2 Discours pour l'ouverture de l'École de Chirurgie, le 8 janvier 1720 (par Reneaume de la Garanne, 1726. L'école dont il s'agit est non l'école de Saint-Côme, mais celle que la Faculté avait ouverte pour les barbiers.
3 Sommaire de l'instance pour les doyen et docteurs, 1727. — Mémoire pour les chirurgiens de Paris, 1730.
4 Recherches critiques et historiques sur l'origine, les divers états et les progrès de la chirurgie en France, 1744, reproduites en 1749 sous le titre d'Histoire de l'origine et des progrès de la chirurgie en France.

« Il voulait une Académie pour recueillir les travaux des chirurgiens français et conserver à la postérité les connaissances répandues parmi tant d'hommes éclairés [1].

» Avant qu'on eût formé de tels établissements pour les sciences physiques, on se plaignait de leur stérilité ; le goût des hypothèses infectait les esprits ; chaque physicien se persuadait qu'il pouvait soumettre la nature entière à l'imagination... Mais dès qu'on a rassemblé des faits, les philosophes sont devenus plus sages. Ils ont vu que la nature ne pouvait se dévoiler que par des observations réitérées. Ce n'est qu'en les consultant qu'on a cru pouvoir remonter aux principes, ou plutôt aux causes immédiates, car pour ce qui est des principes ils sont cachés dans la profondeur de la nature, qui, selon les apparences, ne se dévoilera jamais à nos yeux ».

Ce que La Peyronie désirait, c'était faire sortir les chirurgiens de leur routine en leur infusant des connaissances théoriques et prouver en même temps, par la publication de leurs mémoires, qu'au milieu de praticiens illettrés, se trouvaient des savants capables d'imposer le respect à leurs rivaux de la Faculté.

Les statuts de l'Académie furent dressés en 1730 ; la première séance plénière fut tenue le 18 décembre 1731 [2].

Les « officiers » qui composaient le bureau, étaient pour la plupart des hommes distingués, mais aucun d'eux n'avait des connaissances générales assez étendues pour imprimer une direction scientifique aux travaux de l'Académie. Le directeur, Petit, ne savait pas le latin ; il se mit à l'apprendre à 46 ans.

La Peyronie voulut s'assurer le concours de Quesnay. « Il le rencontrait assez ordinairement chez le Maréchal de Noailles, dit

---

1 Dans une histoire sommaire de l'Académie, insérée dans les Mémoires de cette société, il est dit plus modestement : « M. Maréchal, et M. de La Peyronie sentaient tous les avantages qu'il y avait à retirer d'une Société à laquelle les observations et découvertes seraient rapportées et mises à l'épreuve d'une critique judicieuse pour être ensuite communiquées au public et comporter une espèce de Code de chirurgie. »
2 *Compte rendu* dans le Recueil cité plus loin. 68 maîtres chirurgiens y assistèrent. Il y fut donné lecture du Règlement adopté en principe par Maurepas. La Compagnie devait comprendre : Maréchal président, La Peyronie, vice-président, 10 académiciens libres, 60 académiciens. Le bureau devait être composé de 6 officiers : un directeur (Petit), un vice-directeur (Malaval), un secrétaire (Morand), un chargé des correspondances (Le Dran) ; un chargé des extraits (Garengeot), un trésorier (Bourgeois fils). Tous les chirurgiens de Paris pouvaient venir lire des mémoires.

Hévin, et ce fut dans ces conférences fréquentes que le premier chirurgien du roi conçut de lui cette idée haute et distinguée qui le lui fit peu d'années après envisager comme le seul homme qu'il pût mettre à la tête de l'Académie comme secrétaire ».

Un des biographes de Quesnay dit au contraire que ce fut par l'intermédiaire de Garengeot, dentiste célèbre, que les deux chirurgiens entrèrent en relations [1].

Quelle qu'en ait été l'origine, ces relations furent très suivies et il est probable que La Peyronie pensa a confier à Quesnay le soin de diriger les travaux de l'Académie longtemps avant d'avoir pu réaliser son désir.

Il fallait, en effet, que Quesnay vint habiter Paris et abandonnât la position qu'il s'était créée à Mantes. Il fallait que la place de secrétaire d'Académie, occupée par Morand, fût vacante. Il fallait, d'après les statuts, que Quesnay fût membre du collège de chirurgie et eût des diplômes équivalents à ceux des professeurs de ce collège. Or le chirurgien de Mantes n'avait d'autre grade que celui de maître reçu à Saint-Côme.

En 1734, le duc de Retz, devenu duc de Villeroi et gouverneur de Lyon, par la mort de son père [2], prit Quesnay comme médecin-chirurgien de sa maison, et un peu plus tard, en 1739, par un de ces abus si fréquents sous l'ancien régime, le gratifia d'une charge de commissaire des guerres dont il avait la nomination. Quesnay toucha les revenus de cette charge jusqu'à sa mort. Il accompagnait le duc de Villeroi dans ses voyages, soit à Lyon, soit à l'armée, mais son domicile principal était, rue de Varennes, à l'Hôtel du Duc, et les occupations de son emploi n'étaient pas assez absorbantes pour l'empêcher de se livrer à des travaux personnels.

La Peyronie, de son côté, procura à Quesnay, le 8 novembre 1736,

---

1 D'une communication de Croissant de Garengeot à l'Académie résulte qu'il fut en rapports avec Quesnay à Mantes en 1723.
2 Dans un discours de Quesnay à l'Académie des Sciences de Lyon (15 février 1735) publié en tête de l'*Essai physique sur l'économie animale*, on lit : « Mon établissement en province (l'auteur était établi à Mantes, d'où Mgr le duc de Villeroy l'a retiré depuis peu pour le placer auprès de lui) m'a mis dans la nécessité absolue de m'appliquer à l'étude de la médecine autant qu'à celle de la chirurgie. » Dans l'inventaire après décès du beau-père de Quesnay (2 novembre 1734) le domicile de celui-ci est déjà à l'hôtel du duc de Villeroy.

une charge de chirurgien-juré près la Prévôté de l'hôtel [1] et lui prêta 3.000 livres pour en payer le prix. Cette charge conférait l'agré-
gation à la communauté de Saint-Côme et au collège de chirurgie ;
Quesnay fut reçu au collège le 3 août 1737 ; l'année suivante, il obtint un brevet de professeur royal pour la chaire des médicaments
chirurgicaux [2].

Morand avait, abandonné sa place de secrétaire de l'Académie et
avait été remplacé momentanément par Petit, puis par son fils.

En 1740, le 21 juin [3], Quesnay fut agréé par le roi pour prendre cet
emploi dont il exerça les fonctions jusqu'en 1748 et qu'il conserva
nominalement jusqu'en 1751. [4] Il eut ensuite le titre de secrétaire
vétéran.

Quesnay travailla pour sa Compagnie aussitôt après sa désigna-
tion, rédigeant des mémoires sur *la suppuration* [5] et sur *la régéné-
ration des chairs* [6], faisant des rapports sur des concours et compo-
sant à cette occasion des précis sur les diverses espèce de remèdes,
répercussifs [7], *résolutifs* [8], *émollients* [9], *détersifs* [10], dans les maladies
chirurgicales [11].

Il ne manquait pas de donner à ses confrères des conseils que l'on
retrouve fréquemment sous sa plume : « Il ne suffit pas de pratiquer la médecine ou la chirurgie pour pouvoir discerner avec sûreté l'efficacité des remèdes ; il faut, pour découvrir au juste leurs
véritables effets, avoir acquis bien des connaissances que, le seul
exercice de l'art de guérir, joint au génie même le plus pénétrant,
ne peut jamais nous donner ».

En 1743, il justifia plus complètement la confiance de La Peyronie

---

1 Arch. nationales. Les chirurgiens jurés avaient, entre autres attributions, à faire des
rapports, en justice sur les crimes et accidents.
2 En 1738, il échangea cette chaire contre celle de petite chirurgie.
3 Lettre de Maurepas.
4 Il signa pour la dernière fois le procès-verbal le 23 mars 1751.
5 Juillet, août et septembre 1740.
6 Octobre 1740 et mai 1741.
7 Mai 1742.
8 Juin 1743.
9 Juin 1744 et juin 1746.
10 Mai 1747.
11 Les communications de Quesnay furent presque toutes lues par Hévin, vice-se-
crétaire.

en publiant le premier volume des Mémoires de l'Académie [1]. Il inséra dans ce volume plusieurs articles de lui et une *Préface* que ses amis ont mise au niveau de celle que Fontenelle avait rédigé pour le premier volume des *Mémoires de l'Académie des sciences*. L'abbé Desfontaines prononça même le mot de chef-d'œuvre, tout en signalant que la thèse de l'auteur avait quelque rapport avec celle que Clifton avait proposée dans l'*État de la médecine ancienne et moderne*.

Dans cette introduction, Quesnay développa l'idée qu'il avait déjà esquissée dans ses premières communications à l'Académie [2] et qu'on retrouve dans le passage de l'*Histoire de la chirurgie* que nous avons cité plus haut.

Il fit observer aux chirurgiens que, pour bien exercer leur art, il ne suffit pas d'avoir de l'habileté de main et d'acquérir des connaissances d'*observation* par une pratique de tous les jours ; les connaissances tirées des *expériences physiques*, c'est-à-dire de l'anatomie et de la chimie principalement, sont aussi essentielles. Elles peuvent quelquefois conduire à des opinions erronées en faisant rejeter trop rapidement les données fournies par la pratique. C'est ainsi qu'après les découvertes d'Hervey, les médecins passèrent de la crédulité à un mépris excessif pour toutes le opinions anciennes. Mais l'*observation* et l'*expérience* peuvent se compléter et c'est en réalité par leur secours combiné qu'on, peut arriver à la *certitude*. Dans bien des cas, celle-ci fait malheureusement défaut ; on n'a alors pour se conduire que la *conjecture* et l'*analogie*, moyens d'investigation utiles, mais dangereux, surtout dans les mains de prati-

---

1 1. *Mémoires de l'Académie de Chirurgie*, tome I, 1743 ; tome II, 1753 ; tome III, 1757 ; in-8°. Il existe aussi une édition in-12.
2 2. Dans le discours à l'Académie des Sciences le Lyon, on lisait déjà : « Pendant 20 ans que j'ai exercé sans relâche ces deux professions ensemble (la médecine et la chirurgie), j'ai été fort attentif à remarquer quelles sont les connaissances que l'on peut acquérir dans l'art de guérir par ce que l'on nomme vulgairement expérience et combien on peut compter sur les recherches que l'on fait du côté de la théorie pour nous éclaircir sur la pratique de cet art. » Dans le mémoire sur l'opération du trépan, on lit : « Ce n'est qu'en rassemblant beaucoup d'observations, qu'en les comparant, qu'en les opposant les unes aux autres, qu'on peut éviter qu'elles jettent dans l'erreur. Il faut faire de grandes recherches, rassembler beaucoup de faits, les présenter tous par le côté qui a du rapport au sujet qu'on veut examiner, pour faire sortir de leur assemblage quelques rayons de lumière. »

ciens mal préparés à raisonner par leurs études préalables.

Les chirurgiens doivent donc s'instruire, concluait-il ; ceux d'entre eux qui ont perfectionné l'art avaient développé leur esprit par l'étude des langues savantes, par la culture des belles-lettres et de la philosophie. Si ces hommes distingués avaient pu grouper leurs efforts dans des Sociétés consacrées aux recherches nouvelles, les progrès qu'ils ont provoqués auraient été plus grands. L'Académie de chirurgie comble cette lacune. Grâce à elle, pourront désormais s'introduire dans l'art les connaissances tirées de la physique, de l'anatomie, de la chimie et aussi de la mécanique qui permet de construire des instruments et de doubler les forces des opérateurs.

Dans la *Préface* que nous venons de, résumer les commentateurs de Quesnay ont vu surtout un travail de philosophie. Sans doute, à ce point de vue, elle a de l'intérêt ; elle renferme un bon exposé de la méthode à suivre dans les sciences d'observation. [1] Mais elle fut aussi une œuvre de circonstance ; l'appareil philosophique dont elle était revêtue était destiné à couvrir les conseils que Quesnay entendait donner à tous les praticiens de son temps, qu'ils s'appelassent médecins ou chirurgiens [2]. Il visait tout ensemble les habitudes conjecturales des docteurs, et la vanité des chirurgiens qui s'imaginaient, parce qu'ils étaient dépourvus d'instruction libérale, que les connaissances théoriques sont inutiles et que la pratique suffit à tout.

Il ne pouvait oublier la lutte engagée entre les deux professions, car, depuis plusieurs années, il y prenait une part très active.

---

1 « Il n'est pas possible d'exposer en une langue plus sobre et plus belle les lois de la méthode scientifique, dit M. Paul Reclus. Le premier volume des mémoires fut nommé le volume de Quesnay, car malgré les six mémoires de Petit, les articles d'Hévin, de Houstet et de Pages, les travaux de Quesnay, surtout ses recherches sur la suppuration, la gangrène, les plaies, les ulcères et les tumeurs ont par les horizons nouveaux qu'ils ouvrirent à la science, une importance considérable. Ce volume fut un émerveillement pour l'Europe ». (*Discours*, déjà cité).
2 Citant les noms des grands chirurgiens, Quesnay dit en note : « Plusieurs de ces grands hommes ont allié le titre de médecin à celui de chirurgien, parce que dans les Universités étrangères la médecine n'a pas été séparé de la chirurgie comme dans l'Université de Paris. »

VI. Quesnay contre la Faculté.

Cette lutte était devenue plus âpre en 1733, à propos de la question de savoir si les chirurgiens pouvaient traiter les maladies spéciales pour lesquelles ils avaient la faveur du public intéressé. Dans une brochure [1] dont les chirurgiens ont pu dire que c'était « un libelle indécent adopté par le Corps entier de la Faculté, muni du sceau de son approbation, distribué par elle publiquement », tout droit à cet égard avait été dénié aux chirurgiens.

Un médecin, Maloet [2], soutint ensuite, à l'École de médecine, cette thèse insidieuse : *An chirurgia pars medicinæ certior ?* Ce fut Quesnay qui lui répondit au nom des chirurgiens [3].

Nous avons avancé que ses biographes ont donné peu d'indications sur sa participation à la défense des chirurgiens contre la Faculté. D'Albon, Romance, n'en disent rien ; Grandjean de Fouchy se borne à ce paragraphe :

« Il eut la plus grande part non seulement au ouvrages polémiques, mais encore aux mémoires juridiques qui parurent pendant l'intervalle de sept ans que dura cette grande affaire ; le chirurgien devint antiquaire, jurisconsulte, historien. Parmi tous les ouvrages que les circonstances exigèrent de lui, celui qu'il affectionna le plus était l'écrit imprimé en 1748 et intitulé : *Examen impartial des contestations.* Ce n'était pas sûrement le temps qu'il y avait employé qui lui avait inspiré cette affection, car il fut conçu et exécuté en dix ou douze jours ».

Dans la note manuscrite dont Grandjean de Fouchy s'était servi, Hévin avait été un peu plus explicite : « La fameuse déclaration » de 1743 donna lieu au trop célèbre procès qui a duré sept ans entre les deux corps. On sait toute la part qu'a eue Quesnay à la plus grande partie, non seulement des ouvrages polémiques, mais même aussi des mémoires juridiques qui furent publiés dans ce long intervalle. Mais, de tous ces ouvrages, le seul dont il ait toujours parlé avec une sorte de satisfaction intérieure, c'était l'*Examen impartial des*

---

1 *Question de médecine, savoir,* etc., (déjà cité), 1733, par Baron, régent de la Faculté. En cette année la Faculté substitua à l'examen de chirurgie pour les bacheliers des exercices sur l'anatomie et les opérations chirurgicales (*Mercure,* 1733), et obligea les bacheliers à deux années d'études de dissection.
2 Médecin ordinaire du roi et de l'hôtel des Invalides.
3 Dans les Observations sur les écrits des modernes.

contestations, qu'il conçut et exécuta en dix ou douze jours ».

De ces déclarations, résulte que l'*Examen impartial* ne fut pas le seul écrit polémique de Quesnay et, en effet, il en publia beaucoup d'autres.

Hévin est, toutefois, inexact sur un point. La lutte contre les médecins dura beaucoup plus de sept ans ; elle commença bien avant 1743 et Quesnay y prit part plusieurs années auparavant.

Il existe à la *Bibliothèque nationale* un recueil factice et unique en son genre qui renferme presque toutes les brochures publiées au cours de cette lutte. D'après une note manuscrite [1], placée en tête de la collection, elle aurait été commencée par Quesnay, puis continuée par Hévin père et par Hévin fils. C'est à la vente de ce dernier qu'elle fut achetée.

En feuilletant cet énorme recueil, on constate que les noms des médecins et des chirurgiens, à qui il est fait allusion à un titre quelconque dans les brochures, sont dévoilés par des indications à la plume et on acquiert bientôt la certitude que ces indications émanent d'une personne bien renseignée sur les faits.

La première pièce signalé comme étant de Quesnay est une *Réfutation de la thèse de Maloet* [2].

« Les médecins, accoutumés aux ténèbres de leur science conjecturale, ont voulu prouver que la chirurgie est de toutes les parties de la médecine la plus incertaine », dit l'auteur, et il s'amuse alors à montrer la naïveté des préceptes enseignés à l'École de médecine, la diversité des opinions médicales, le mépris des médecins étrangers pour les médecins français, les disputes incessantes entre ces derniers.

---

1 En voici le texte : « Ce recueil a été commencé par M. Quesnay, continué par M. Hévin le père, gendre de M. Quesnay, et enfin augmenté par M. Hévin le fils, de manière à fournir 13 volumes in-4°, 12 volumes in-8°, 17 volumes in-12. C'est à la vente de M. Hévin le fils que j'en ai fait l'acquisition le mardi 25 vendémiaire an XII (18 octobre 1803). Signé : By (Barthélemy). Chaque volume du recueil est précédé d'un titre imprimé qui porte : « *Recueil de pièces et mémoires pour les maîtres en l'art et science de chirurgie*, Philadelphie, 1760 ». Le recueil s'étend bien au-delà de 1760 et renferme des pièces étrangères à la lutte entre chirurgiens et médecins. En tête du premier volume in-4° est un portrait de Quesnay.

2 *Par un chirurgien*, insérée dans les *Observations sur les écrits des modernes*, par l'abbé Desfontaines et l'abbé Granet, (34 vol. in-12, 1735-1743), de juin 1736.

Un médecin, Santeuil, répliqua par deux brochures, la première en latin avec le français en regard [1], sans doute pour la mettre à la portée des chirurgiens, la seconde en français [2]. Il reprocha à l'auteur de la *Réfutation*, dont la paternité était attribuée à Petit, d'avoir prêté aux médecins des sentiments qu'ils n'avaient point et cela, faute de savoir le latin, pour avoir traduit la phrase : *An chirurgia pars medicinæ certior?*, par « La chirurgie est la partie la plus incertaine de la médecine ».

L'abbé Desfontaines, qui avait publié la *Réfutation* dans son journal, jeta les hauts cris : « Si, dit-il, vous connaissiez celui dont vous parlez, vous ne parleriez pas ainsi. Mais un chirurgien avoir raison contre un médecin, c'est insensé! »

Maloet et d'autres [3] vinrent appuyer Santeuil et affirmèrent que les prétentions des médecins avaient été dénaturées, qu'ils n'avaient jamais songé à attaquer la chirurgie.

Quesnay n'eut pas de peine à établir, dans une seconde pièce [4], que les médecins avaient porté les premiers coups et dans quel but, par avidité, pour exiger des aspirants à la maîtrise le paiement de droits.

« La médecine, dit-il, est nécessairement conjecturale et jamais l'autorité de l'opinion n'a autant partagé les maximes d'aucun autre art. Sans doute, tous les dogmes médicaux ne sont pas contestés, mais il s'en faut bien que la portion généralement admise « s'étende aussi loin que la profession du commun des médecins qui, certainement, entreprennent beaucoup au delà, non seulement de leurs connaissances, mais même des décisions qu'ils peuvent raisonnablement fonder sur des conjectures. »

En dépeignant la vie du chirurgien de village, l'auteur le montre obligé d'acquérir de la prudence, tandis que les médecins se font remarquer par la témérité de leurs médications.

---

1 Question de médecine où il s'agit de savoir si la médecine est plus certaine que la chirurgie, 1736.
2 *Réplique l'auteur des Observations sur les écrits*, etc. D'autres brochures furent publiées sur le même sujet.
3 Procope. — *Lettre* insérée dans le *Mercure* d'août 1736.
4 Réponse d'un chirurgien à la lettre insérée dans le Mercure de France du mois d'août dernier et adressée aux auteurs des Observations sur les écrits des modernes. Il y fut répliqué par la Lettre d'un docteur en médecine à un maître chirurgien.

« La seule envie de dominer, conclut-il, a fait porter le trouble et la dissension dans deux professions qui, également libres, également nobles, également occupées du plus intéressant de tous les objet, ne sauraient trop se ménager, quand ce ne serait que pour l'honneur de ceux qui les cultivent ».

Desfontaines applaudit à ce langage et alla jusqu'à dire que le plus beau chapitre de la *Recherche de la Vérité* ne dépassait pas la réponse des chirurgiens pour la justesse des idées et la netteté du style. « Voilà, s'écria-t-il, comme écrivent ces gens sans scrupule et sans éducation ! »

La querelle s'envenima ; les brochures devinrent plus acerbes sous la plume du médecin Procope Couteaux [1] et sous celle du doyen Andry [2]. Quesnay adressa à ce dernier une *Réponse à Cléon* [3] où il divulgua les procédés employés par la Faculté qui provoquait la publication d'ouvrages ridicules [4] par des chirurgiens ignorants et s'en servait ensuite pour se moquer de tous les chirurgiens.

Puis, les deux parties se battirent sur le terrain pratique, à l'occasion de la publication par le médecin Astruc d'un traité *De morbis Veneris*, les médecins voulant interdire aux chirurgiens de s'occuper de ces maladies.

Quesnay fut encore un de ceux qui répondirent à l'auteur du traité. Dans une première brochure [5], faisant allusion aux tendances des médecins à l'accaparement, il leur dit : « Il me semble entendre ce philosophe dont le spectacle a tant de fois enrichi la scène, qui, sous prétexte que la philosophie est la connaissance de toutes les choses par leurs causes..., veut arracher le timon des affaires au magistrat politique, l'épée au guerrier, la justice au juge, le pinceau au peintre, le ciseau au sculpteur, le compas à l'arpenteur... »

Dans d'autres brochures qui formèrent, avec la première, douze lettres signés « M..., chirurgien de Rouen [6] », Quesnay attaqua plus

1 *Lettre de M..., à un ami de province*, octobre 1736. Une Réponse à cette lettre est attribuée tantôt à Desrozier ; tantôt à Quesnay dans le Recueil cité.
2 *Cléon à Eudoxie touchant la prééminence de la médecine*. Il fut publié une série de brochures pour et contre, entre autres diverses lettres d'Astruc.
3 Attribuée aussi à Petit.
4 Le Guidon de Saint-Côme.
5 Réponse d'un chirurgien de Saint-Côme à la première lettre de M. Astruc, avec une addition qui sert de réponse à la deuxième lettre de M. Astruc (septembre 1737).
6 Voir aux Annexes.

vigoureusement l'auteur du traité *De morbis Veneris*. Les pamphlets de ce dernier conservés dans le Recueil dont nous avons parlé sont lardés de coups de crayon, sans doute de la main de Quesnay, pour marquer les passages à réfuter.

Dans une de ses lettres, le prétendu chirurgien de Rouen attaqua directement Astruc :

« Peut-être que ma paresse n'aurait pas fui les savants travaux qui l'ont rendu redoutable dans les disputes ; mais l'empreinte que ces travaux laissent dans mon esprit m'a toujours effrayé. Le ton décisif et imposant, l'appareil des démonstrations, l'ordre ennuyeux des dissertations, la présomption qu'inspirent des recherches que les yeux ont faites plutôt que l'esprit, tous ces défauts si familiers à quelques savants m'ont dégoûté d'une vaste érudition ; disciple de la nature, le l'ai suivie dans ses détours. »

Un peu plus loin, se trouve cette phrase que Grandjean de Fouchy semble avoir copiée pour l'appliquer à Quesnay :

« Je pourrais dire sur le même ton que M. de Fénelon écrivant à M. de la Mothe : Vous savez transformer le médecin en théologien, en jurisconsulte, en antiquaire. »

Dans les autres lettres, Quesnay se moque des médecins en général :

« Ils sont si persuadés de l'utilité du babil, qu'il y en a beaucoup qui préparent pour chaque maladie des discours qu'ils débitent dans les consultations. Ne disait-on pas, quand Chirac consultait : « Écoutons cet orateur qui s'est préparé avant d'avoir vu le malade. »

Puis, revenant à Astruc, le chirurgien lui lança ce trait : « Nous ne refusons pas nos hommages à l'érudition ; ce que nous blâmons, c'est un savoir déplacé... Qu'un médecin fasse sérieusement divers personnages en même temps ; que, comme un acteur universel, il paraisse en antiquaire, en naturaliste, en médecin, en chirurgien, etc., c'est le comble du ridicule ».

Les sarcasmes de Quesnay ne dépassaient pas toutefois les bornes de la politesse. Plusieurs de ses confrères furent moins mesurés [1] ; on parla du brigandage de la médecine [2] et nécessairement aussi du

---

1 *Second mémoire pour les chirurgiens* où l'on résout le problème posé par la Faculté (1736). Les médecins y sont traités de caméléons, bas et rampants chez les riches, fiers et imposants chez les citoyens d'un étage ou d'une fortune médiocres.
2 Lettre d'un médecin sur ce que c'est que le brigandage de la médecine (1738).

brigandage de la chirurgie. Les attaques devinrent, personnelles : un médecin [1]signala que Quesnay avait publié deux ouvrages sur des questions médicales sans avoir obtenu l'agrément d la Faculté et le menaça de poursuites. Le fait était exact : en 1736, Quesnay avait publié l'*Essai physique sur l'économie animale* et *L'Art de guérir par la saignée*, sans que ces deux ouvrages eussent été accompagnés, comme d'usage, l'approbation du doyen. Quesnay s'en était expliqué dans la préface de ce dernier ouvrage. Après avoir cité les approbations qu'il avait, reçues, il avait ajouté :

« On y pourrait joindre aussi celle de la Faculté de médecine de Paris, parce qu'elle avait nommé deux de ses membres pour examiner l'ouvrage et que, sur le rapport de ces deux savants. docteurs, elle l'a trouvé digne de ses éloges. Mais pour des motifs qui ne regardent ni le livre ni l'auteur, elle a jugé à propos de supprimer son suffrage ». Il est vraisemblable que la part prise par Quesnay à la lutte contre la Faculté n'avait pas été étrangère à cette décision.

D'autres médecins [2] attaquèrent vivement l'abbé Desfontaines qui soutenait la cause de la chirurgie dans ses *Observations sur les écrits des Modernes*.

Ils prétendirent qu'il était à la solde des chirurgiens et qu'il refaisait leurs écrits. « Nous savons, disaient-ils, que Petit paye la polémique, nous savons d'un imprimeur de Rouen qu'il a fait composer à ses frais les douze lettres d'un chirurgien de Rouen [3]. »

Desfontaines se défendit énergiquement d'avoir prêté le concours de sa plume ; il avoua que les chirurgiens l'avaient consulté sur leurs deux premiers opuscules, mais, ajouta-t-il, « ils étaient entièrement achevés quand ils me firent cet honneur ; ils ont cru avec raison que cela était inutile, en sorte que je n'ai vu leurs autres écrits qu'avec le public ».

Il est toujours facile de nier ce qui ne peut être prouvé ; mais les chirurgiens auraient commis une imprudence s'ils avaient don-

1 *Le Baillon*, ou Réflexions adressées à l'auteur de la lettre insérée dans le *Mercure* du mois d'août dernier, au sujet de la dispute qui s'est élevée entre M. Maloet et un quidam soi disant médecin anglais (Sauteuil) d'une part, et les chirurgiens d'autre part par M..., médecin du roi (1737).
2 Procope Coupeaux, *Précis de la dispute* entre M. Astruc et M. Petit, maître barbier chirurgien.
3 Procope Coupeaux, *Lettre d'un avocat de Paris* à un de ses anis de province.

né leurs brochures à l'impression sans les avoir fait revoir par un homme de lettres ; il nous semble probable que l'abbé Desfontaines fut plus ou moins leur teinturier.

Sa collaboration à l'*Histoire de la chirurgie* est admise par les bibliographes. Quesnay qui rédigea les mémoires présentés en justice par les chirurgiens a dû aussi prendre une large part à la composition de ce gros ouvrage dont La Peyronie fit lire, avant l'impression, des morceaux à L'Académie de chirurgie [1] et qui contient comme annexe une foule de documents sur la communauté de Saint-Côme, On ne doit pas oublier ce qu'a dit Hévin de l'importance des recherches juridiques faites par son beau-père. L'intervention de Desfontaines n'empêcha pas toutefois l'*Histoire de la chirurgie* d'être indigeste, Le livre était destiné à prouver que le collège de chirurgie avait toujours été indépendant et que des chirurgiens célèbres en étaient sortis. Avec beaucoup moins de pages, le but aurait pu être atteint.

Le public donnait en général raison aux chirurgiens. « Deux circonstances leur ont été favorables, dit Barbier ; la première, la perfection de leur art qui a été portée à un haut degré, qui leur a attiré l'approbation et la confiance des grands et du public... ; la seconde, la grande faveur de La Peyronie, premier chirurgien du roi, qui est un homme d'esprit, et entreprenant, et fort supérieur par le crédit et par l'intrigue à M. Chicoyneau, premier médecin du roi, qui est un homme tranquille [2] ».

Devenu premier chirurgien en 1736 à la mort de Maréchal, nommé en 1742 médecin consultant du roi, La Peyronie était très aimé de Louis XV et de plusieurs personnes puissantes, entr'autres de Mme de la Tournelle [3], qui allait être créée duchesse de Châteauroux.

---

1 Par Garengeot et par Morand 1738, 1739, 1740.

2 1. Mémoires de Mme de Brancas.

3 2. Chicoyneau avait été nommé premier médecin du roi en remplacement de Chirac, dont il était le gendre. Il était, dit M. Paul Reclus, l'ami de La Peyronie et il avait comme lui pour ennemi, l'acariâtre Faculté de Paris, parce que les docteurs régents de la capitale étaient indignés que l'on n'eût pas choisi parmi eux le premier médecin du roi. Chirac, qui était sorti de la Faculté de Montpellier, avait imaginé pour vaincre l'autorité de la Faculté de Paris la création d'une Académie de médecine. C'est de ce projet qui ne se réalisa pas, dont Maréchal et La Peyronie s'emparèrent au profit de la chirurgie. — Louis, *Hist. de l'Académie* dans le recueil des mémoires de cette académie.

En 1743, le 23 avril, il obtint une Déclaration qui sépara définitivement les chirurgiens d'avec les barbiers.

« L'École de chirurgie, est-il dit dans le préambule de cette déclaration, a mérité depuis longtemps d'être considérée comme l'école presqu'universelle de notre royaume... Nous savons que le désir de se rendre toujours de plus en plus utiles au bien public a inspiré aux plus célèbres chirurgiens de la même école, le dessein de rassembler les différentes observations et les découvertes que l'exercice de leur profession les met à portée de faire pour en former un recueil dont le premier essai vient d'être donné au public...

« Les chirurgiens de cette école ont justifié par l'importance de leur découvertes, les marques d'estime et de protection que les rois ont accordées à une profession importante pour la conservation de la vie humaine, mais les chirurgiens de robe longue qui en avaient été l'objet ayant eu la faculté de recevoir par lettres patentes de mars 1656 un corps entier de sujets illettrés qui n'avaient pour partage que l'exercice de la Barberie et l'usage de quelques pansements aisés à mettre en pratique, » l'école de chirurgie s'avilit bientôt par ce mélange d'une profession inférieure. »

En conséquence, il fut décidé que le brevet de maître en chirurgie à Paris ne serait dorénavant donné qu'à ceux qui auraient préalablement obtenu le titre de maître ès-arts dans une des universités du royaume et « la Barberie fut réservée à la communauté des maîtres barbiers-perruquiers étuvistes. »

« Le procès est jugé tacitement, note Barbier en juin 1743, et perdu pour les médecins. Il n'est plus question d'hommage. Il y a plus ; tous ceux qui seront reçus dans la suite, étant lettrés, joindront à la science de la chirurgie et de l'anatomie la connaissance de la médecine et dans quinze ans d'ici seront préférés aux simples médecins dont la science, en effet, n'est que conjecturale. »

« La victoire, dit aussi Hévin, était le fruit et la récompense du premier volume des mémoires que l'Académie de chirurgie présenta au roi. »

Elle était due plus encore à l'influence personnelle de La Peyronie, mais elle ne fut pas aussi complète que le pensait Barbier et que l'espéraient les chirurgiens.

Interprétant la déclaration, ils avaient supposé qu'elle rendait le collège de chirurgie entièrement indépendant de la Faculté. Comme ils avaient, convoqué le doyen pour des examens qui devaient avoir lieu le 19 mai, ils le laissèrent venir au jour fixé ; mais quand il se présenta, ils lui firent dire que les examens étaient ajournés ; ils eurent lieu le 29, hors de sa présence..

La Faculté réclama aussitôt devant le Parlement ; un arrêt du 4 septembre décida que le collège de Saint-Côme ne pourrait procéder à la réception des maîtres-chirurgiens sans que le doyen de la Faculté, avec deux docteurs, eussent assisté aux examens.

Le roi avait donné raison aux chirurgiens ; la Cour donnait raison aux médecins. Les deux parties recommencèrent se déchirer.

« Il s'est élevé une tempête contre La Peyronie, au sujet d'une déclaration qu'il a obtenue de M. le Chancelier sur un changement qu'il veut introduire dans la chirurgie, écrit le 18 juillet Mme de Tencin, amie d'Astruc, l'un des principaux adversaires des chirurgiens. Je vous envoie des *Remarques* qu'on a faites sur cette déclaration, qui vous mettront au fait. Je ne suis pas fâchée que La Peyronie essuie des travers ; c'est un drôle très dangereux et de plus livré à Maurepas. »

Les *Remarques* dont il est question dans cette lettre sont probablement les *Réflexions sur la déclaration du roi*, publiées par le médecin Procope et dans lesquelles La Peyronie était accusé d'avoir trompé le roi au sujet des barbiers.

Dans des *Observations* [1] sur la brochure de Procope, qui ne peuvent être attribués à Quesnay avec certitude, il fut reconnu une fois de plus que l'étude des lettres, du latin, du grec, de la philosophie, était indispensable à l'exercice des arts médicaux et que la science était encore plus essentielle aux chirurgiens que la pratique. Mais l'ignorance des docteurs de la Faculté fut de nouveau mise en relief : « Tout le monde sait le mépris des nations savantes pour les médecins de la Faculté de Paris. Voici ce que m'écrit un des physiciens les plus éclairés : Parmi tous ceux qui exercent la médecine, on ne voit aucun vestige ni de génie, ni de savoir ; des esprits lourds, qui ignorent l'anatomie, la physique, les principes de leur art, et voilà les maîtres de la vie des misérables humains ».

---

1 Observations sur le Réflexions sur la déclaration du roi du 23 avril 1743 concernant la communauté des maîtres chirurgiens de la ville de Paris. Ces observations eurent deux éditions.

Procope riposta faisant allusion à l'un des travaux e Quesnay, publiés dans les mémoires de l'Académie de chirurgie, il écrivit :

« L'auteur des *Observations* prétend que c'est la science qui fait l'essentiel d'un bon chirurgien. J'en connais qui se croient capables de faire des *Dissertations sur les vices des humeurs* et qui ne laissent pas d'être de très mauvais chirurgiens. »

Un autre docteur, Bouillhac, premier médecin du Dauphin et de Mesdames, lança à Quesnay le même reproche d'inhabileté professionnelle.

A cette époque, intervint dans la lutte un nouveau champion, La Mettrie, docteur de Leyde, que ses opinions matérialistes feront bientôt persécuter. Il venait, après Astruc, de publier un traité *De Veneris morbis* [1]. Tout d'abord les deux auteurs s'étaient fait des compliments ; ils s'étaient ensuite divisés. Alors La Mettrie se mit à attaquer son confrère et avec lui toute la Faculté de Paris. Dans un pamphlet que le Parlement condamna au feu, *La politique du médecin de Machiavel*, et dont Voltaire a dit que c'était le livre d'un enragé et d'un malhonnête homme [2], il griffa les médecins avec autant de verve que de méchanceté, non sans égratigner, en passant, quelques chirurgiens. Toutes les célébrités médicales y passèrent, depuis Silva, mort récemment et qu'il appelle De la Forest, jusqu'à Andry qui, sous sa plume, devient Verminosus, Bouillhac qu'il appelle Bacouill, et aussi Quesnay, dont il fait Qualisnasus. Nous ne recueillerons de ses traits que ceux qui touchaient ce dernier.

C'est d'abord un éloge : « Je ne suis pas surpris qu'on donne de l'esprit à Bacouill. Il dit que Qualisnasus, ce génie qui, d'un regard, peut l'écraser, est bon sur le papier et ne vaut rien du métier. Il est naturel à l'amour-propre de chercher à se venger par le mépris. Quel insecte ne pique pas quand on l'irrite ! »

Vient ensuite une attaque. « C'est, comme Verminosus le disait de l'*Économie animale* de Qualisnasus, c'est Bœrrhave mis en pièces ; ce sont ses propres leçons habillées à la française ! D'accord avec La Forest, ce Verminosus pria le commentateur de Bœrrhave (c'est-à-dire La Mettrie lui-même [3] de faire un parallèle qui démontre clairement toute la friponnerie de la belle physiologie dont je parle

1 1739.
2 Lettre à Richelieu, 27 janvier 1752.
3 Il a traduit les aphorismes de Bœrrhave.

et qui ne ressemble presque en rien, si ce n'est par rapport au fond, avec celle de Haller, comme les savants peuvent en juger ».

Cette accusation de plagiat a été renouvelée plusieurs fois contre l'auteur de l'*Économie animale*. Nous en reparlerons.

VII. Quesnay reçu médecin.

D'autres faits avaient irrité les médecins. Comme pour les narguer, La Peyronie, qui n'était que chirurgien juré de Montpellier [1], avait pris le bonnet de docteur à la Faculté de Reims en 1739 et, ainsi qu'on l'a vu, s'était fait nommer médecin consultant du roi. Quesnay prit également ses grades de médecin à la Faculté de Pont-à-Mousson le 9 septembre 1744 ; un troisième chirurgien, Froment, les imita.

Les médecins racontèrent [2], et la chose était vraisemblable, qu'à Reims, La Peyronie avait été examiné à portes fermées et que tous les règlements de la Faculté avaient été violés en sa faveur.

Quesnay s'était rendu à Pont-à-Mousson pendant qu'il était à l'armée de Metz où, dit Fouchy, il avait suivi le roi, plus exactement où il avait accompagné le duc de Villeroy, colonel d'un régiment des gardes du corps.

La Faculté de Pont-à-Mousson avait-elle été plus sévère pour lui que celle de Reims pour La Peyronie ? Le doute est permis. « Il y a plusieurs boutiques ouvertes où l'on vend des grades », a dit un médecin [3]. « Il y a des médecins qui font venir par la poste des lettres de docteur de certaines Universités de province où l'on a plus de respect pour l'argent que de respect pour les ordonnances royales », a dit un second médecin [4]. « L'on sait avec quelle facilité les degrés se donnent dans les autres Universités. On sait que dans ces petites Universités l'on donne pour de l'argent des licences », a dit un troisième [5].

Fouchy, dans son Éloge, constate que le « changement d'état » de

---

1 Son brevet daté du 20 septembre a été inséré dans les *Observations des écrits des modernes*.
2 Lettre d'un médecin de Paris (Santeuil) à un médecin de province, 1740.
3 Castera, Lettre sur la maladie du roi.
4 *Lettre d'un garçon barbier* à l'abbé Desfontaines.
5 *Réponse pour la Faculté de médecine* à... la requête importante pour les médecins de la Chambre royale.

Quesnay lui fut souvent reproché.

Hévin avait écrit dans sa note manuscrite : « La véritable raison qui détermina puissamment Quesnay à se dévouer à la pratique de la médecine interne uniquement n'est pas ignorée de ses enfants et de ses amis particuliers. La goutte dont il était atteint dès l'âge de vingt ans et qui souvent se portait sur ses yeux et occupait le plus ordinairement ses mains et ses doigts l'avertissant assez que les ouvrages manuels de la chirurgie lui échapperaient bientôt, il prit le parti de faire usage des inscriptions en médecine qu'il avait prises dans sa jeunesse, et, pendant la campagne de 1744, où il avait suivi le roi à Metz, il reçut à Pont-à-Mousson les degrés de bachelier et de docteur en médecine après avoir subi, dans les délais fixés par les règlements, les examens ordinaires et soutenu publiquement, le 9 septembre 1744 ; une thèse *De affectibus in genere* qui fut imprimée et que je conserve. »

Cette thèse n'a pas été retrouvée, mais le texte du diplôme qui fut délivré à Quesnay été inséré depuis longtemps dans le *Dictionnaire des Sciences médicales* [1].

D'après ce texte, la Faculté regarda Quesnay comme étant déjà licencié ; après avoir considéré « la pureté de sa vie et de ses mœurs, son érudition variée, sa renommée élogieuse, sa science et son habileté », elle lui donna le grade de bachelier ; ensuite, « après avoir éprouvé sa doctrine par de nombreux examens », elle lui délivra les « insignes du laurier de docteur ». Il semble résulter de là que Quesnay ne subit pas d'examens pour les premiers grades, mais qu'il en subit pour le doctorat.

Il eût été, en effet, imprudent de sa part de ne point se mettre en règle, au moins pour le titre principal ; les colères des médecins étaient déjà déchaînées contre La Peyronie.

« Je vous ai mandé le procès des médecins contre La Peyronie, écrit Mme de Tencin le 15 août 1743, ils l'ont fait assigner pour produire ses lettres de docteur. La façon dont il cherche à se défendre prouve que, s'il a des lettres, elles fourmillent de nullités. Si le roi le veut soutenir, il faudra qu'il couvre par son autorité un million de défauts [2] ».

1 Voir aux Annexes.
2 Correspondance de Mme de Tencin.

A Metz, où il dirigea le service de santé de l'armée, La Peyronie provoqua l'admiration par son habileté ; il soigna le roi dans sa maladie et gagna sa confiance. La jalousie des médecins n'en fut que plus vive. Le docteur Castera, qui, lui aussi, avait été appelé auprès du souverain, discuta publiquement [1] la valeur des conseils qu'avait donnés le premier chirurgien et la Faculté de Paris refusa de reconnaître sa nomination de médecin consultant.

Que Quesnay ait ou non pris plus de précautions que son ami, qu'il ait ou non rempli plus régulièrement les formalités réglementaires, il eut aussi à compter avec la Faculté de Paris. Elle mit en pratique un ancien engagement en vertu duquel les docteurs de Paris n'entreraient point en consultation avec les docteurs de province [2]. D'après le *Dictionnaire des sciences médicales*, un procès, dont nous n'avons pas trouvé trace ailleurs, aurait été engagé à ce sujet.

La Peyronie avait assez de crédit pour triompher de ses ennemis ; Quesnay n'avait encore que la protection et l'amitié de celui-ci, mais elles ne lui firent pas défaut.

« C'est un gendre de Quesnay, nommé Hévin, écrit Mme de Tencin le 8 mai 1744, qui a la place du premier chirurgien de Mme la Dauphine, et c'est un garçon de La Peyronie qui est chirurgien ordinaire. Le premier n'est connu que par l'Almanach royal et n'a assurément aucune réputation et l'autre est au-dessous de rien ».

La Peyronie, après avoir placé le gendre de Quesnay, assura par un legs important une situation à son ami [3]. Par un testament du 18 avril 1747, il lui laissa cinq actions de la Compagnie des Indes et lui fit remise en capital et intérêts des 3.000 livres qu'il lui avait autrefois prêtées pour acheter une charge de chirurgien juré. Il légua en même temps sa terre de Marigny à la communauté des chirurgiens de Paris, avec l'obligation d'employer une partie des revenus à donner des jetons à 40 membres de l'Académie à la fin de chaque année et d'allouer en outre au secrétaire, c'est-à-dire à Quesnay, une rente de 3.000 livres.

---

1 Castera, brochure citée.
2 Les chirurgiens de Saint-Côme avait pris un engagement du même genre vis-à-vis des barbiers.
3 Lorin, François Quesnay.

Par un codicille du 20 avril, il précisa que la rente de 3.000 livres serait payée à dater du jour de son décès. Mme Issert, sœur du testateur et usufruitière de ses biens, attaqua cette disposition et insinua qu'ayant été prise presque à la veille de la mort de la Peyronie, elle avait été suggérée par Quesnay « non satisfait du retardement » du paiement de la rente. Elle fut déboutée par une sentence du Châtelet du 29 août 1747, que confirmèrent un arrêt du Parlement du 8 juillet 1748 et un arrêt du Conseil.

Par la mort de La Peyronie, Quesnay devint le chef de la défense des chirurgiens et l'on parla de lui pour le poste de premier chirurgien du roi [1]. Diderot lui prêta à ce moment l'appui de sa plume [2]. Dans une brochure datée de 1748, l'Encyclopédiste soutint plaisamment que ce qui distinguait surtout des chirurgiens les docteurs de la Faculté était d'avoir payé 2.000 écus pour frais de diplômes.

« Il me parait ridicule, dit-il, que dans des occasions où Petit se trouverait à côté d'un malade avec un P... (probablement Procope qu'on traitait de médecin comique) ou quelque autre embryon de la Faculté, celui-ci se crût en droit de commander... Quoi ! un homme habile ; un Quesnay, parce qu'il n'est que chirurgien, se taira devant un P..., parce qu'il en a coûté 2.000 écus à ce P... pour obtenir le grade d'ignorant médecin ! »

Quesnay publia, à la même date, une autre brochure, celle qu'il composa en dix ou douze jours et dont il parla toujours avec satisfaction, l'*Examen impartial des contestations entre médecins et chirurgiens* [3]. Pour la première fois dans ses écrits, le philosophe social commence à se montrer.

« Ce qu'on peut apercevoir assez clairement dans cette foule de mémoires répandus dans le public, dit-il, c'est la législation qui

---

1 *Mémoires du duc de Luynes* : « Il paraît qu'il n'y a que quatre sujets pour lui succéder (à La Peyronie), Morand qui a une grande réputation dans Paris, Bagieux, qui s'en est acquis depuis longtemps dans l'armée, La Martinière, que le roi paraît aimer beaucoup... et un nommé Quesnet, qui est à M. le duc de Villeroy. C'est celui qui a le plus travaillé, à ce qu'on dit, au grand mémoire des chirurgiens ». Il s'agit du *Mémoire présenté au roi par son premier chirurgien*, où est exposée l'ancienne législation sur la chirurgie en France, imprimé en 1749. — La Martinière fut nommé premier chirurgien.
2 *Œuvres de Diderot.*
3 Par M. de B., 1748.

règle les droits des deux professions, mais ces droits sont ce qu'il y a de moins important à décider. Les médecins et les chirurgiens sont faits pour le public ; c'est le public qui les récompense, qui fait leur principal objet et qui assurera toujours dans la société des hommes qui se destineront à l'exercice de la médecine et de la chirurgie ; mais il s'agit de savoir quels doivent être ces hommes et quelles précautions on doit prendre pour procurer au public le plus qu'il est possible de médecins et des chirurgiens suffisamment instruits pour exercer des professions qui décident de la vie des citoyens. »

Avant de résoudre le problème ainsi posé Quesnay soulève une question préjudicielle.

« La première chose qu'il semble qu'on devrait se proposer, serait d'examiner si ce professions sont plus utiles que nuisibles à la société afin de les conserver ou de les proscrire. L'obscurité de l'art de guérir inspire, en effet, des doutes suffisants pour hésiter sur le parti qu'on devrait prendre, mais cette obscurité même met le public hors d'état de décider si l'impéritie des médecins et des chirurgiens est plus à craindre que les maladies. Il n'y a que les hommes qui jouissent de la santé qui puissent se livrer sensément à ces réflexions, car, lorsque, dans nos maladies nous sommes pressés par la douleur et par la crainte, nous nous jetons avec empressement entre les bras de ceux qui captivent notre confiance, qui apaisent nos craintes et qui nous promettent avec assurance des conseils salutaires. Ainsi, il est inutile de délibérer s'il faut des médecins et des chirurgiens dans la société ; leur, art mystérieux est si imposant qu'on aura toujours recours eux dans les maladies ».

Ce scepticisme est piquant, et Quesnay l'accentua encore en disant : « Tous les hommes sont remplis de préjugés sur les professions savantes qu'ils n'ont point étudiées et l'ignorance peut suggérer des opinions très dangereuses dans les décisions où il s'agit d'une multitude innombrable d'hommes ».

Quesnay admet en conséquence que les professions médicales doivent être réglementées, mais en exigeant des conditions d'aptitude des professionnels et non en délimitant le domaine de chaque profession.

« Les chirurgiens ont à faire deux sortes d'opérations, explique-t-il, les opérations parfaitement réglées, telles qu'on pourrait les faire sur le cadavre, mais qui sont en petit nombre, les opérations qui ne se ressemblent jamais exactement et qui sont les plus nombreuses. Pour les premières, l'habileté de main peut suffire ; pour les autres, l'étendue de la capacité dans l'art d'opérer consiste dans l'étendue du savoir, de sorte qu'il est impossible, dans la plupart des cas de faire des opérations sans être en état de soigner les maladies. Il est clair que les chirurgiens doivent pouvoir soigner les maladies chirurgicales ; les médecins n'ont pas songé qu'en renonçant aux opérations et aux pansements, ils ont renoncé par cela même à s'occuper de ce genre de maladies.

» Doit-on décider que les chirurgiens se borneront à soigner les maladies externes ? Mais comment les distinguer des maladies internes ? Où commencera et où finira la division ? »

En réalité,, conclut Quesnay, ce que l'on a partagé, c'est l'exercice de l'art de guérir et non la science ; le médecin est obligé d'être chirurgien et le chirurgien d'être médecin. Pratiquement, en empêchant les chirurgiens d'exercer la médecine, on empêche les malades de se faire soigner.

« Les hommes peu fortunés appellent les chirurgiens pour les secourir dans les maladies internes. Est-ce la nécessité qui veut cela ou doit-on l'imputer à l'intrigue et à l'avidité des chirurgiens ? Chez le menu peuple, s'exerce une médecine très simple et peut-être la meilleure, qui consiste dans l'administration de la saignée, d'une tisane, de quelques purgatifs et de très peu d'autres remèdes. Les chirurgiens font les saignées qui leur sont payées à bas prix et donnent des consultations par dessus le marché, les lois leur interdisant de demander des honoraires pour la cure des maladies internes qu'ils sont obligés de soigner. »

Ce qui est intéressant dans la thèse de Quesnay, c'est le point de vue général auquel il se place. Il veut des praticiens faits pour le public, et non un public fait pour les praticiens. Il considère avant tout le consommateur.

La brochure dont nous venons de parler fut une des dernières auxquelles donna naissance la lutte héroï-comique dont nous avons raconté les péripéties. Elle n'était pourtant pas éteinte [1].

Au mois de janvier 1749, Barbier note dans son *Journal* :

1 En 1748, l'Académie de chirurgie fut confirmée.

« A propos des médecins et des chirurgiens, ils sont toujours fort animés les uns contre les autres, ce qui ne contribue pas au soulagement du public dans les maladies. Leur procès n'est point encore jugé au Conseil... Depuis plus d'un an, on ne reçoit point de chirurgien à Saint-Côme ».

Mais, en 1750, le 4 juillet, un arrêt du Conseil confirma les droits du collège de Saint-Côme en sauvegardant en apparence ceux de la Faculté.

L'arrêt reconnut formellement le droit, pour la communauté de Saint-Côme, de donner un enseignement et d'avoir une école d'anatomie et d'opérations chirurgicales. En même temps, et conformément à l'arrêt du Parlement, il décida que le doyen serait invité aux examens de licence, qu'il s'y ferait accompagner par deux docteurs, qu'il serait appelé *Decanus saluberrimæ Facultatis* et les assistants *Sapientissimi doctores*, que tous trois interrogeraient les candidats pendant une heure. La forme sauvait le fond.

A ce moment, Quesnay était installé à la cour de Versailles. Ainsi que précédemment La Peyronie, il s'était fait nommer médecin consultant du roi. Comme lui, il avait des relations puissantes qui lui permettaient de protéger sa corporation.

Cette grande affaire, qui avait duré si longtemps, avait servi d'ailleurs à l'amusement du roi. Dans un ballet-pantomime [1] exécuté sur le théâtre des petits appartements de Versailles le 1er janvier 1750, Louis XV avait pu voir un malade tiraillé de droite par un médecin et de gauche par un chirurgien. Et peut-être cette petite leçon de choses avait-elle servi à hâter la solution !

---

1 *Les bûcherons ou le médecin de village* (non signalé dans Campardon, *Histoire de Mme de Pompadour*), ballet-pantomime, exécuté sur le théâtre des appartements de Versailles le 1er janvier 1750. Il résulte de là que ce théâtre ne fut pas fermé pendant les fêtes du jour de l'An, ainsi que l'a cru M. Campardon.

QUESNAY CHEZ Mme DE POMPADOUR

I. Quesnay médecin de la favorite. — II. Affaires auxquelles il fut mêlé : Latude, la comtesse d'Estrade. — III. Ses rapports avec Louis XV ; sa noblesse. — IV. Son entresol. — V. Son crédit ; son caractère. — VI. Ses ouvrages médicaux et scientifiques.

I. Quesnay médecin de la favorite.

Quesnay, venons-nous de dire, était installé à Versailles, lorsque parut l'arrêt du conseil relatif au collège de Saint-Côme. Il était depuis peu de temps chez Mme de Pompadour,

Au printemps de 1745, la favorite, qui portait encore le nom de Mme d'Étioles, avait été logée dans l'appartement qu'avait occupé Mme de Mailly. Le 15 septembre ; elle avait été « présentée » sous la conduite de la princesse de Conti, accompagnée de Mme de Lachau-Montauban et de la comtesse d'Estrade.

Quatre ans plus tard, elle était assez puissante pour obtenir le renvoi de Maurepas [1]. Elle avait joué la comédie de l'empoisonnement, et fait coucher dans son antichambre, muni d'une provision de contrepoison, son chirurgien qui ne la quittait pas et la grondait de ce qu'elle acceptait une limonade préparée par un autre que par lui [2].

Vers cette époque, au commencement de 1749 ou à la fin de 1748, elle avait pris un médecin à demeure. Quesnay avait été choisi sur la double recommandation du duc Villeroy et de cette comtesse d'Estrade [3], dont nous avons déjà cité le nom et qui se disait cousine de Mme de Pompadour parce qu'elle était veuve d'un neveu de Le Normand. Ce semblant de parenté lui avait valu la place de dame d'atours de Mesdames, sœurs de Louis XV [4].

Petite, grasse, « vilaine et maussade [5] », elle était, paraît-il, sujette à des accidents nerveux. Un jour, elle fut malade devant Villeroy. Le duc descendit chercher son médecin qui l'attendait en bas dans

1 Avril 1749.
2 D'Argenson.
3 Marmontel et Crawford, éditeur des mémoires de Mme du Hausset, qui devait tenir ses renseignements de Sénac de Meilhan, fils du docteur Sénac.
4 Elle avait été admise à la Cour peu de jours avant d'y accompagner Mme de Pompadour.
5 Chansonnier historique.

sa voiture. C'était Quesnay qui reconnut la nature de la maladie, comprit l'importance de la tenir secrète et fit sortir tout le monde. M d'Estrade fut reconnaissante du procédé et vanta à sa cousine la discrétion de Quesnay.

Mme de Pompadour, en l'attachant à sa personne, lui alloua un traitement de 3.000 livres et l'entretint « de tout » [1]. Quesnay obtint, en outre, le titre de médecin consultant du roi [2].

Le service de santé de Louis XV comprenait : un premier médecin, Chycoineau ; un premier médecin ordinaire, Marcot ; des médecins par quartier ; des médecins consultants appointés ; d'autres médecins consultants non appointés. C'est dans cette dernière catégorie qu'entra Quesnay [3]. Il trouva devant lui dans le service l'un de ses anciens adversaires, Astruc.

Quesnay fut « logé en cour », c'est-à-dire dans le grand commun du palais de Versailles — aujourd'hui l'hôpital militaire — et y occupa un petit logement — un « entresol », comme on disait alors — situé au premier étage, sur la rue Saint-Julien, et proche du rez-de-chaussée qu'habitait Mme de Pompadour.

Ce logement, peu luxueux, n'avait que trois pièces une salle à manger, une chambre à coucher, une chambre de domestique ; au dessous, dans le véritable entresol, étaient une cuisine et une petite pièce.

D'après l'inventaire au décès de Quesnay, se trouvaient dans la salle à manger : une table, six chaises, un porte-habits, un paravent. Aux murs étaient accrochées six cartes de géographies ; sur la cheminée, était une petite glace.

Dans la chambre à coucher, il y avait une couchette en hêtre, un guéridon, un bureau, un secrétaire, un fauteuil, deux bergères, trois chaises en bois doré ; sur la cheminée, une assez grande glace ; aux murs, une dizaine d'estampes représentant des paysages ou des portraits [4].

Mme de Pompadour était impérieuse. Elle n'avait qu'un siège dans

1 Le Roi, Compte des dépenses de Mme de Pompadour.
2 Le 30 mars 1749, en remplacement de Sinobre. Le brevet est aux Archives nationales et a été publié par M. Lorin ; il vise « la capacité du Sr Quenet et son zèle pour le service de S. M. ».
3 Almanach royal.
4 Couard-Luys, Lieu du décès de François Quesnay.

sa chambre ; ceux qui la visitaient devaient rester debout ; quand ils étaient d'un rang trop élevé pour être reçus avec aussi peu d'égards, elle se tenait elle-même debout. Envers son médecin, elle était exigeante ; sa santé était délicate ; elle avait souvent des migraines et gardait alors le lit.

« Quesnay, dit le marquis de Mirabeau [1], ne pouvait quitter son poste, ni jour, ni nuit. Quand plus tard il venait chez moi, Mme de Pompadour le descendait à ma porte pour deux heures dans les voyages qu'elle faisait à Paris, et c'était tout [2] ». Dans ces voyages, elle ne disait pas quelquefois quatre paroles, rapporte Mme du Hausset.

Un jour, la marquise reçut sur la tête un portrait du roi qui était pendu au mur et qu'elle fit tomber en fermant un secrétaire ; Quesnay, après avoir ordonné des calmants, la fit saigner par le chirurgien [3]. Il dut aussi la soigner dans des circonstances plus graves ; au dire de Dupont de Nemours, il lui aurait deux fois sauvé la vie. En tout cas, il la suivait dans toutes ses résidences. Au château de Saint-Hubert, construit pour elle et achevé en 1758, il avait une chambre au premier étage, meublée d'un lit drapé de siamoise de Rouen, d'une bergère, d'un fauteuil et de deux chaises [4].

Mme de Pompadour alla jusqu'à lui demander des conseils « sans lui tout dire » sur les moyens à employer pour retenir le roi près d'elle. Quesnay se tira de cette consultation scabreuse par des prescriptions d'hygiène : « Portez-vous bien, tâchez de bien digérer, faites de l'exercice ». Et le procédé réussit pendant quelque temps, paraît-il, car la favorite dit à sa femme de chambre : « Je crois que le docteur a raison, je me sens tout autre. »

Lorsque sa santé fut tout à fait mauvaise et qu'elle eut de violents battements de cœur, elle fit des infidélités à Quesnay [5]. L'un des

---

1 Lettre à son frère, dans Lomènie, *Les Mirabeau.*
2 Un mot de Mme du Hausset permettait toutefois de supposer que Quesnay avait un logement à Paris, où il recevait du monde. Ce renseignement est confirmé dans l'*Enfance et la Jeunesse de Du Pont de Nemours racontées par lui-même*, 1906.
3 1759.
4 Rappelons en passant que Quesnay avait été apprenti graveur et que Mme de Pompadour gravait habilement.
5 1. Elle était crédule. Un jour, elle alla visiter une devineresse qui lisait l'avenir dans du marc de café. Elle écoutait volontiers le comte de Saint-Germain en qui Quesnay vit de suite un charlatan. Saint-Germain prétendait qu'il faisait grossir les

médecins qu'elle consulta la fit promener dans sa chambre, soulever un poids, marcher vite pour savoir si les désordres venaient du cœur ou des nerfs. Quesnay, à qui la consultation fut rapportée, dit : « J'ai rarement entendu parler de ce médecin, mais sa conduite est d'un habile homme. »

Les infidélités étaient d'ailleurs passagères ; la marquise retournait vite à Quesnay ; quand elle fit son testament [1], elle l'y inscrivit pour une pension de 4.000 livres.

Il reçut d'elle beaucoup d'autres marques de bienveillance.

Les actes de baptême de ses petits-enfants, recueillis par M. Lorin, en sont une preuve. Le 24 janvier 1750, Mme de Pompadour fut marraine du premier-né de Guillaume-Blaise Quesnay, fils aîné du docteur ; le parrain était d'Argenson, ministre de la guerre. Le 18 mai de la même année, le premier enfant d'Hévin fut tenu sur les fonts baptismaux par le comte de Saint-Florentin et par la comtesse d'Estrade.

En 1753, le 1er juin, le second fils d'Hévin eut pour parrain Machault et pour marraine, la jeune Alexandrine, fille de Mme de Pompadour.

Le 30 mars 1761, celle-ci fut marraine d'un autre enfant d'Hévin, une fille ; son compère était le duc d'Ayen, que Quesnay connaissait avant d'être entré à la Cour.

On voit quel chemin avait fait l'ancien chirurgien de Mantes. Il y a loin de ces actes de baptême où figurent de hauts personnages à ceux que nous avons cités précédemment, au sien, à ceux de ses frères et sœurs.

En 1753, dans la dédicace d'un de ses livres [2], Quesnay a exprimé publiquement sa gratitude à Mme de Pompadour :

« La confiance dont vous m'honorez me donne un avantage sur tous ceux qui, comme moi, vous adressent leurs respects. Elle me met à portée de voir chaque jour le principe même de ces senti-

---

perles fines, « Les perles, disait Quesnay, sont une maladie des huîtres ; il est possible d'en saisir le principe, mais M. de Saint-Germain n'en est pas moins un charlatan puisqu'il a un élixir de longue vie et donne à entendre qu'il a plusieurs siècles ; le maître en est entêté et en parle quelquefois comme étant d'une illustre naissance. »
1 En 1757. Quesnay ne la soigna pas dans sa dernière maladie ; nous dirons plus loin pour quels motifs.
2 Traité des fièvres continues.

ments généreux dont les autres ne ressentent que les effets.Oui, Madame, j'admire sans cesse cette bonté d'âme qui s'étend à tous et qui met tant d'attention à saisir les instants de faire le bien, et tant de souci à en éviter l'éclat. C'est à ce trait qui vous distingue singulièrement que je consacre mon hommage et le respect infini avec lequel je suis, etc. »

Cette épître dut toucher le cœur de la favorite. Voltaire fut moins heureux : dans la dédicace de sa Tragédie de *Tancrède* (1760) il laissa échapper cette phrase : « Si quelque censeur pouvait désapprouver l'hommage que je vous rends, ce ne pourrait être qu'un cœur né ingrat. » Voltaire semblait rougir de son hommage. Une lettre anonyme, il en pleuvait chez Mme de Pompadour, signala la maladresse de l'écrivain. La lettre passa sous les yeux de Marigny, de Collin, premier valet de chambre de la favorite, de Mme du Hausset et de Quesnay. Tous furent obligés de reconnaître que l'anonyme avait raison.

Cette anecdote montre comment Quesnay vivait dans la maison de Mme de Pompadour. Il était au courant de tout ce qui s'y passait d'important. Il voyait souvent le duc d'Ayen, et très fréquemment Marigny qu'il aimait beaucoup parce qu'il le trouvait simple, peu ambitieux et de bon jugement [1].

« Vous valez votre pesant d'or pour le sens et la capacité pour votre place (la surintendance des beaux-arts) et pour votre modération, dit-il, quand Marigny s'opposa à ce qu'un Le Normand fût ministre de la marine... Il n'y aura pas un vaisseau de pris que Madame n'en soit responsable au public et vous êtes bien sage de ne point songer au ministère pour vous-même [2]. »

Aussi Mme du Hausset puisait-elle, pour écrire ses mémoires, des renseignements auprès du docteur qu'elle appelait son oracle [3].

---

1 « On ne veut le voir que comme le frère de la favorite, disait-il, et parce qu'il est gros, on le croit lourd et épais d'esprit. »
2 Le frère de Mme de Pompadour porta d'abord le titre de marquis de Vandièvre ; il acheta ensuite la terre de Marigny que La Peyronie avait léguée l'Académie de chirurgie et dont les revenus étaient employés en grande partie aux frais de villégiature de plusieurs membres sous prétexte de surveiller l'exploitation.
3 C'est de lui qu'elle tint l'aventure plaisante de Bernis qui, voulant être premier ministre, entreprit de persuader au Roi que, dans les temps difficiles, il fallait un point central. C'est chez Quesnay que Marigny raconta l'anecdote sur le roi de Prusse qui, après avoir annoncé qu'il voulait soutenir un homme supérieur, offrit une pension

II. Affaires auxquelles il fut mêlé :
Latude, la comtesse d'Estrade.

En raison de sa situation, Quesnay fut mêlé à des affaires, ou désagréables, ou dangereuses. L'une de celles où l'on rencontre son nom est l'affaire Latude.

Quesnay était depuis très peu de temps au service de la favorite quand on vint lui dire qu'on avait découvert un complot dirigé contre elle.

Un aventurier, ancien soldat, puis garçon chirurgien, dont le vrai nom était Jean Henri, mais qui se faisait appeler Danry et qui prit plus tard, sans nul droit, le nom de Mesers de Latude, avait mis à la poste une boîte remplie de poudre pour la tête, d'alun, de vitriol, de larmes bataviques reliées entre elles par des ficelles [1]. Il s'était ensuite rendu à Versailles et avait raconté que, par l'effet du hasard, il avait appris qu'un terrible engin allait parvenir à Mme de Pompadour. Quesnay fut chargé d'ouvrir la boîte quand elle arriva. Il constata qu'elle ne renfermait rien de redoutable ; il observa toutefois qu'en raison de la présence de l'alun et du vitriol, on pouvait se trouver en face d'une tentative criminelle, maladroitement exécutée.

Danry, interrogé, se contredit ; on l'arrêta. Berryer, lieutenant de police, persuadé que le prévenu avait des complices, pria Quesnay d'aller le voir et de tirer de lui quelques renseignements. Le docteur rendit compte de sa visite par la lettre ci-après :

« Mon voyage n'a été d'aucune utilité. Je n'ai vu qu'un hébété, qui cependant a toujours persisté à me parler conformément à sa déclaration, mais d'une manière si embarrassée qu'à peine pouvais-je lui tirer quelques paroles de suite, en sorte que j'ai bien de la peine à les rassembler pour les réduire à quelques idées exactes, si ce n'est que je n'ai rien pu apprendre de nouveau [2]. »

Quelques jours plus tard, Danry adressa à Mme de Pompadour une supplique dans laquelle il avoua sa supercherie. La supplique

---

de 1200 livres. C'est encore devant Quesnay que de Gontaut raconta ce qu'avait dit le roi, après l'attentat de Damiens, sur les Parlements : « Sans ces conseillers et ces présidents, je n'aurais pas été frappé par ce monsieur ».
1 29 avril 1749.
2 Archives de la Bastille. — M. Funck-Brentanc (*La Bastille*) donne à cette lettre la date du 7 octobre 1749.

n'eut pas d'effet. Transféré à Vincennes, Danry s'évada [1]. Caché dans une auberge, pressé par la faim, il écrivit à Quesnay. Sa lettre fut saisie ; la police le remit en prison et s'imagina de plus en plus qu'il avait des complices. Berryer pria le docteur [2] d'aller voir encore une fois l'ancien *frater*.

Quesnay déféra à ce désir. Danry, après la visite, déclara formellement qu'il n'avait pas de complices et fit remarquer qu'il lui serait avantageux de pouvoir rejeter sa faute sur d'autres. La police resta incrédule. Alors commença la partie lamentable de l'histoire de ce malheureux. Il écrivait en vain à Quesnay ; ses lettres n'arrivaient pas à destination. Sur l'une d'elles, datée du 4 avril 1751 se trouve cette mention : « Inutile d'envoyer [3] ».

Le ton de ses épîtres se modifia peu à peu, reflétant l'altération progressive de son cerveau. Privé d'encre, il écrivit avec son sang. Dans l'une des missives qu'il confectionna ainsi, il légua son corps à Quesnay [4]. Berryer mit en marge : « Lettre bonne à garder ; elle fait connaître l'esprit du personnage. » C'était constater la folie et décider l'internement à perpétuité.

Dix ans plus tard, en 1762, Danry écrivit encore à Quesnay :

---

1 Juin 1750.

2 « Danry m'a demandé avec instance de vous faire passer une lettre qu'il vous écrit. Vous la trouverez ci-jointe. Il me semble que vous lui feriez grand plaisir si vous vouliez lui rendre une visite et que cette complaisance pourrait peut-être l'engager de vous découvrir entièrement son intérieur et de vous faire un aveu sincère de ce qu'il ne m'a découvert qu'en partie. Je m'en rapporterai toujours à ce que vous penserez sur cela et me bornerai à vous renouveler ici les assurances du sincère attachement avec lequel je suis etc. » — Archives de la Bastille, minute de la lettre, 25 février 1751.

3 « Je n'ai que vous seul qui me soit permis de demander assistance, écrivait Danry, depuis que j'ai mis ma liberté entre vos mains. Pour l'amour de Dieu, je vous supplie ; daignez me faire la grâce de remettre la lettre ci-jointe le vendredi saint et intercédez pour moi, car c'est un jour de miséricorde ». La mention porte la date du 27 juin. — Le 18, Danry avait encore écrit : « La dernière fois que j'ai vu M. Berryer, il me dit en propres termes : Écrivez à M. Quesné, écrivez-y. Selon ses paroles, il faut que vous soyez chargé de plaider ma cause. » — Le 15 juillet : Croyez-vous que je ne connais pas la grandeur du mal que vous m'avez fait en me livrant et que je ne sache point que vous êtes obligé tant devant Dieu que devant les hommes à me délivrer. » — Un peu plus tard, le secrétaire Duval analyse ainsi la correspondance de Danry : « Il continue à se plaindre de M. Quesnay de ce qu'il ne lui répond pas et il l'avertit qu'il aura tous les jours une lettre de lui. »

4 Octobre 1753.

« Je gagerais ma tête contre cinq sols que vous ne pensez pas plus à moi qu'au chameau de Mahomet ; vous ne faites pas le devoir d'un honnête homme eu m'oubliant dans la malheureuse prison où vous m'avez mis. [1] »

Une explication de ce reproche se trouve dans les *Mémoires* que Latude a fait rédiger après sa délivrance par l'avocat Tierry. Il y est dit que Quesnay, ayant témoigné au prisonnier « quelque intérêt », avait été chargé par lui de remettre un mémoire au roi et avait été ainsi la cause de ses infortunes : « Il n'a que trop tenu sa parole. »

Mis en liberté le 14 juillet 1789, Latude demanda vainement une pension à l'Assemblée constituante. Il fut plus heureux auprès de l'Assemblée législative et l'un des députés qui appuyèrent sa requête fut Quesnay de Saint-Germain, petit-fils de Quesnay.

Dans le discours qu'il prononça, on lit : « Je suis aussi d'avis que ce soit la dernière fois que l'Assemblée s'occupe de M. Latude ; mais une trop grande sévérité serait une injustice. Déjà cette affaire a été portée à la Constituante ; le Comité des pensions s'en est occupé. Nommer le rapporteur (Camus), c'est ôter toute idée de faveur.Cependant, même en traitant avec le moins de ménagement M. Latude, il proposait de lui accorder 10.000 livres. L'Assemblée nationale, les représentants de la France entière feront-ils moins qu'une femme pauvre et sans ressources, Mme Legros... qui a des enfants, qui ne vit que de sa peine et de a celle de son mari et qui nourrit la vieillesse de M. Latude ? Eh bien ! ce que vous ne feriez pas pour lui, faites-le du moins pour Mme Legros. J'ai été chargé de porter à cette digne femme la couronne civique, au nom des amis de la Constitution, et ce jour a été le plus beau de ma vie (Applaudissements). Je demande que vous accordiez la somme que M. Camus proposait. » L'Assemblée n'accorda que 3000 livres. Les malheurs de l'aventurier touchaient plus le gros public que les hommes politiques, mieux renseignés sur ses agissements. On a dit que les lettres de cachet l'avaient sauvé des galères et peut-être

---

1 30 juin 1762. Dans une autre lettre du même jour, Danry dit qu'il lui a toujours été permis d'écrire à Quesnay. Il ignorait que ses lettres étaient interceptées.

Lorsqu'il s'évada, le 23 novembre 170, du donjon de Vincennes, c'est encore à Quesnay qu'il écrivit. Il reçut en réponse une fausse lettre qui lui désigna une maison où il trouverait 1200 livres. C'est là qu'il fut saisi.

Un rapport de Malesherbes, du 11 novembre 1775, constata que Danry était fou. On le mit à Charenton.

du gibet. Il n'était en réalité coupable que d'une tentative avortée d'escroquerie qui méritait au plus quelques mois de prison.

L'intervention de Quesnay de Saint-Germain est curieuse. Peut-être tenait-il à dégager la responsabilité de son aïeul ; peut-être avait-il entendu parler par lui de la dureté opiniâtre de la police envers l'ancien garçon chirurgien ?

Une autre affaire à laquelle Quesnay fut mêlé pouvait avoir des conséquences autrement graves. Il s'agit de la basse intrigue de cour que dirigea contre Mme de Pompadour, cette comtesse d'Estrade dont le docteur était l'obligé.

Déjà à la fin de 1751, la comtesse avait cherché, malgré la médiocrité de ses attraits, à profiter pour elle-même d'une ivresse du roi. En 1753, elle entreprit de jeter dans les bras de Louis XV une toute jeune femme, sa nièce, née de Romanet, qui venait d'épouser un Choiseul et qui avait reçu de Mme de Pompadour, en cadeau de noces, une place de menin du Dauphin pour son mari.

L'intrigue était très avancée. La comtesse, et son ami intime, le comte d'Argenson, ministre de la guerre, en attendaient l'issue dans une pièce voisine de celle où se trouvait le roi. Quesnay, ainsi que Dubois, secrétaire de d'Argenson, étaient dans cette pièce. La jeune femme arrive, annonçant « son triomphe » et le renvoi prochain de la favorite.

D'Argenson se tourne vers Quesnay et lui : dit Docteur, rien ne change pour vous, nous espérons bien que vous nous restez. » — Moi, répond Quesnay, j'ai été attaché à Mme de Pompadour dans sa prospérité ; je le serai dans sa disgrâce ». Et il s'en va, laissant les autres pétrifiés. « Je le connais, il n'est pas homme à nous trahir », fit enfin Mme d'Estrade.

Et en effet, ce ne,fut pas, par lui que le secret fut découvert, mais par Stainville, futur duc de Choiseul, qui s'assura par là l'amitié de Mme de Pompadour.

Mme d'Estrade trouva le moyen de dissimuler la part qu'elle avait eue à l'intrigue et continua de vivre avec sa cousine comme si elle l'aimait tendrement. Mais elle l'espionnait. Un jour, elle déroba sur sa table une lettre du roi ; la protectrice de Quesnay fit exilée (1755).

III. Ses rapports avec Louis XV ; sa noblesse.

La position du docteur dans le service de santé de la Chambre royale s'était grandement améliorée. A la mort de Chicoyneau (13 avril 1752) il avait été question de lui pour le poste de premier médecin du roi. « On ne doute pas que cette place soit donnée à M. Quesnay », note d'Argenson.

Comme elle rapportait une centaine de mille livres par an, dont 36.000 livres de gages et le reste en redevances sur les privilèges des Eaux minérales et des produits pharmaceutiques, elle était très enviée.

Ce fut un médecin de la Faculté, Sénac, qui l'obtint.

Dupont de Nemours affirme que Quesnay l'avait refusée parce qu'il désapprouvait la manière dont elle était rétribuée.

Le duc de Luynes donne un autre motif : « M. Quesnay, dit-il, homme de beaucoup d'esprit, n'a peut-être pas été nommé parce qu'il n'a pas autant d'acquis que M. Sénac et que d'ailleurs il a eu depuis peu la survivance de la charge de premier médecin ordinaire. »

En effet, quelques jours avant la mort de Chicoyneau, Quesnay avait obtenu cette survivance pour le prix de 40.000 livres payables comptant [1]. Il en devint titulaire en 1755 à la mort de Marcot et quelques années plus tard, en 1761, il en céda à son tour la survivance à Lemonnier.

Le 5 mai 1752, en compensation de son refus ou de son échec, il reçut la promesse écrite de la première place de médecin consultant appointé qui deviendrait vacante [2]. La promesse ne se réalisa toutefois qu'en 1759.

La responsabilité des médecins de la Cour n'était pas très-grande ; ils donnaient plus souvent des avis collectifs que des avis individuels. Cependant les événements les surprenaient quelquefois. C'est ce qui arriva à Bouillac, qui avait jadis accusé Quesnay d'inhabileté. A la mort de Mme Henriette [3], il avait soigné la princesse pour une fluxion de poitrine ; dans une consultation, à laquelle Quesnay prit part, on reconnut une fièvre putride ; mais il était

---

1 3 avril 1752. Le brevet est aux Archives nationales.
2 Archives nationales.
3 10 février 1752.

trop tard pour changer le traitement ; la princesse mourut dans la journée.

Déjà, lorsqu'il avait soigné Mme Adélaïde, Bouillac avait commis l'imprudence de laisser entrer Louis XV chez la malade ; or la variole se déclara. « Ce petit médecin joue avec la vie du roi et de la famille royale », ne manqua pas de dire Mme de Pompadour.

Quesnay fut plus prudent et plus heureux [1].

En 1752, quelques mois après la mort de Mme Henriette, il soigna le Dauphin atteint aussi de la petite vérole ; cette circonstance lui valut l'amitié du prince et la reconnaissance du roi, qui lui conféra d'office la noblesse et lui alloua une pension.

Les lettres d'anoblissement [2] visent les ouvrages « considérables » de Quesnay sur les parties les plus intéressantes de la médecine, ses services auprès du Roi et la maladie du Dauphin. « Nous désirons, y est-il dit, donner une marque particulière de notre sensibilité aux soins assidus qu'il a donnés près notre très-cher fils le Dauphin pendant la maladie dangereuse qu'il vient d'essuyer. »

On raconte qu'en devenant écuyer, Quesnay demanda ingénument à Louis XV quelles seraient ses armes et que le roi, tirant trois pensées d'un vase de fleurs, les offrit au docteur avec beaucoup de grâce en lui disant : « Je vous donne des armoiries parlantes [3]. »

Ces armoiries, réglées par d'Hozier, sont un écu d'argent à face d'azur, ondée et accompagnée de trois pensées, dont deux en chef et l'autre en pointe. L'écu est timbré d'un casque de profil, orné de lambrequins d'azur, d'argent et de sinople [4]. Au cimier est la lé-

1 Il n'eut pas à soigner Alexandrine, fille de Mme de Pompadour, qui mourut au couvent.

2 Octobre 1752, enregistrées au Parlement le 17 avril 1753. Archives nationales. — Le 16 août 1752, Mme de Pompadour avait obtenu le tabouret et les honneurs de duchesse.

3 De Romance. — D'Angerville, *Vie privée de Louis XV.* — Capefigue (*Mme de Pompadour*) prétend sans indiquer la source, que Mme de Pompadour dessina ces armoiries.

4 Lorin, *François Quesnay.* — A l'enquête de noblesse ouverte, suivant l'usage, par la Cour des Aides sur l'honorabilité du nouvel écuyer déposèrent le 26 février 1755, Fresneau, premier vicaire de Saint-Germain-l'Auxerrois, Descorcher de Saint-Croix, chevalier de Saint-Louis, demeurant à l'hôtel de Villeroy, Robert Caumont, docteur en médecine. Le premier déclara connaître Quesnay depuis 12 ans, le second depuis 17 ans ; le dernier le connaissait depuis 1720 « pour être d'un rare génie et pour s'être appliqué depuis sa plus tendre jeunesse avec beaucoup de succès à sa profession ».

QUESNAY CHEZ Mme DE POMPADOUR

gende : *Propter cogitionem mentis.*

Il n'est pas inadmissible que Louis XV ait lui-même fait parler les armoiries de Quesnay. Depuis que le docteur était à la cour, il était renommé pour son esprit ; on prétend que le roi l'appelait son penseur [1] et qu'il l'admettait volontiers à ses conversations avec Mme de Pompadour [2].

Quesnay, peu habitué aux usages du grand monde, était timide devant le roi ; il l'amusait pourtant par des boutades et c'était beaucoup auprès d'un prince accablé d'ennui et auprès d'une favorite qui cherchait à distraire le maître par tous les moyens.

Mme du Hausset a rapporté une anecdote qui nous renseigne à ce sujet. Elle aurait parlé avec mépris de quelqu'un qui aimait l'argent ; Quesnay raconta qu'il avait fait un rêve. Il était un ancien Germain, possédant une vaste maison, des tas de blés, des bestiaux, des chevaux, de la cervoise, mais souffrant d'un rhumatisme et ne sachant comment faire pour aller à cinquante lieues de là boire l'eau d'une source qui devait le guérir. Un enchanteur parut et lui remit une poudre dont il suffisait de donner une pincée aux gens pour être nourri, logé et entouré de soins. C'était de la poudre de perlimpinpin. Cette poudre, ajoutait Quesnay, c'est l'argent que vous méprisez. De tous ceux qui viennent ici, quel est celui qui fait le plus d'effet, c'est Montmartel qui vient quatre ou cinq fois par an. Pourquoi ? Parce qu'il a des coffres pleins de poudre de perlimpinpin. Et tirant quelques louis de sa poche « Tout ce qui excite est renfermé dans ces petites pièces. Tous les hommes obéissent à ceux qui en ont et s'empressent de les servir. C'est mépriser le bonheur, la liberté, les jouissances de tout genre que mépriser l'argent. Quand je demande au roi une pension, c'est comme si je lui disais : Donnez-moi le moyen d'avoir un meilleur dîner, un habit bien chaud, une voiture pour me garantir de la pluie et me transporter sans fatigue. »

Un cordon bleu passa sous les fenêtres :

« Celui qui demande au roi ce beau ruban, continua

Les lettres furent enregistrées à la première Chambre des Aides le 5 mars 1755, puis à la Chambre des Comptes et au bureau des finances de la généralité de Paris. D'après Grandjean de Fouchy, Quesnay eut aussi le titre de Conseiller du roi.

1 Crawford. — D'Angerville, *Vie de Louis XV.*

2 D'Argenson.

Quesnay, s'il osait dire ce qu'il pense, dirait : J'ai de la vanité et je voudrais bien, quand je passe, voir le peuple me regarder d'un œil bêtement admirateur ; je voudrais bien être appelé Monseigneur par la multitude. Tout cela est du vent ; ce ruban ne lui servira de rien. Mes pièces me donneront partout les moyens de secourir les malheureux. Vive la poudre de perlimpinpin ! »

On entendit alors rire aux éclats dans la pièce voisine. C'était le roi, avec Mme de Pompadour et M. de Gontaut qui avaient écouté la parabole du docteur. « Vive la poudre de perlimpinpin, s'écria le roi en entrant ; docteur, pouvez-vous m'en procurer ? » Mme de Pompadour fit de grandes amitiés à Quesnay ; le roi sortit et du Hausset alla aussitôt enrichir ses Mémoires de l'anecdote.

Quesnay rendit d'ailleurs en sa double qualité de médecin du roi et de la favorite des services personnels à Louis XV.

Une nuit, celui-ci se trouva chez Mme de Pompadour si malade d'une indigestion qu'on pouvait le croire à deux doigts de la mort. La favorite fut très effrayée : de quel crime ses ennemis n'allaient-ils pas l'accuser ? Louis XV eut la présence d'esprit d'envoyer chercher secrètement Quesnay.

Le docteur examina le malade, lui administra un cordial [1], l'inonda d'eau de senteur, lui fit prendre du thé et le reconduisit dans ses appartements. Le lendemain, il eut à remettre un petit billet du roi à Mme de Pompadour : « Ma chère amie doit avoir eu grand peur, mais qu'elle se tranquillise. Je me porte bien et le docteur vous le certifiera. »

L'incident resta caché [2] ; au dire de Mme du Hausset, il procura à Quesnay une pension, et une place pour son fils. Cette pension ne figure pas dans l'inventaire des biens du docteur et le fils n'eut pas de place [3], mais à cette époque ou à une autre, Quesnay reçut un don du roi qui lui permit d'acquérir dans le Nivernais une terre considérable où son fils se livra à l'agriculture.

---

1 Des gouttes du général de La Mothe, croit Mme du Hausset.
2 Quesnay avait dit « Si le roi avait soixante ans, cela aurait pu être sérieux. » Capefigue prétend que Quesnay ayant exclu le bordeaux des soupers du roi ; on n'y servait que du champagne frappé.
3 Il était inspecteur général des fourrages à Valenciennes, mais il occupait déjà ces fonctions en 1747.

Lors de l'attentat de Damiens [1], Quesnay eut encore à soigner le roi. Le premier homme de l'art qui arriva fut Hévin ; La Martinière et Quesnay vinrent ensuite. La blessure était des plus légères. « Si c'était tout autre, il pourrait aller au bal », dit Quesnay qui visitait l'auguste malade cinq ou six fois par jour. Il allait ensuite retrouver Mme de Pompadour qui s'évanouissait fréquemment pendant que ses ennemis exploitaient contre elle la pusillanimité du monarque. Machault vint enfin lui conseiller de partir, sans attendre qu'on la chassât. Quesnay, au courant des événements, récita alors à Marigny et à Mme du Hausset, « avec son air de singe », la fable du renard qui, mangeant avec d'autres animaux, persuade à l'un d'eux, pour avoir une part de plus, que ses ennemis le poursuivent.

On sait que, sur les conseils de Mme de Mirepoix, Mme de Pompadour fit semblant de s'en aller et qu'elle fit payer cher Machault sa trahison.

IV. Son entresol.

Malgré sa situation subordonnée, un peu équivoque, à la Cour, Quesnay trouva le moyen de s'y créer une réelle indépendance. Il recevait dans son entresol des personnes de tous les partis, en petit nombre à la fois et leur donnait à dîner, sans faire de grands frais de politesse ; les plats étaient sur la table ; l'amphitryon ne servait pas et n'offrait rien. « Vous avez bien autant d'esprit qu'un mouton, disait-il, voilà le pré ; cherchez votre herbe. [2] »

Tous ses amis avaient en lui la plus grande confiance ; ils savaient qu'on pouvait parler dans l'entresol avec la plus absolue liberté et que rien de ce qui s'y disait n'était répété.

Les habitués furent d'abord les philosophes.

Marmontel s'est rencontré chez Quesnay avec Diderot, d'Alembert, Duclos, Helvetius, Buffon, Turgot. Mme du Hausset y a vu Paris-Duverney [3]. Y venaient aussi Le Mercier de la Rivière, que Quesnay regardait comme le plus grand génie et le plus propre à conduire les finances, le marquis de Mirabeau, Du Pont de Nemours, que le docteur « décrassait », peut-être Vincent de Gournay, qui en 1758

1 5 janvier 1757.
2 L'enfance et la jeunesse de Du Pont de Nemours.
3 Parmi les amis de Quesnay, se trouvaient aussi Leroy, auteur de l'article *Ferme* de l'*Encyclopédie* et Prévot, peintre.

fut mis en rapports avec Quesnay, peut-être Adam Smith, dont Du Pont de Nemours a dit qu'il avait été l'école avec lui, peut-être aussi Condillac à qui Bandeau, dans les *Nouvelles Éphémérides*, rappela en mai 1766 qu'il avait été le disciple et l'ami du docteur. C'est dans l'entresol qu'a été fondée l'économie politique, plus encore par les conversations de Quesnay que par ses écrits.

Mme de Pompadour montait quelquefois chez lui ; Marigny y allait souvent.

A cette époque, le langage des particuliers, très mesuré dans les lieux publics par crainte de la police était très osé dans l'intérieur des maisons. Les propos « les plus républicains et les plus effrénés » [1] y étaient tenus. Chez Quesnay, dans le Palais de Versailles, on s'exprimait aussi hardiment que dans la maison la plus retirée. Les propos n'étaient pas républicains, mais les questions les plus brûlantes étaient agitées. Témoin deux dialogues recueillis par Mme du Hausset.

Voici le premier : la conversation avait d'abord été ennuyante ; on avait parlé du produit net ; puis la politique vint.

« J'ai trouvé mauvais visage au roi, dit Mirabeau, il vieillit. — Tant pis, mille fois tant pis, répondit Quesnay, ce serait la plus grande perte pour la France s'il venait à mourir. » Et il leva les yeux au ciel en soupirant profondément : « Je ne vous ai jamais vu si passionné », reprit le marquis. — « C'est que je songe à ce qui s'en suivrait. » — « Le Dauphin est vertueux. » — « Oui, et plein de bonnes intentions et il a de l'esprit ; mais les cagots auront un empire absolu sur lui... Les jésuites gouverneront... Les parlements n'ont qu'à bien se tenir, ils ne seront pas mieux traités que nos amis les philosophes. » — « Ceux-ci vont trop loin ; ils attaquent trop ouvertement la religion. » — « J'en conviens, mais comment n'être pas indigné du fanatisme des autres ?.. Je les exhorte souvent à se modérer... Ce sont les premiers temps du règne du Dauphin que je crains, où les imprudences de nos amis lui seront présentées avec la plus grande force, où les jansénistes et les molinistes feront cause commune et seront appuyés fortement par la Dauphine ; j'avais cru que M. de Muy était modéré, mais je lui ai entendu dire que Voltaire méritait les derniers supplices... Les temps de Jean Huss, de Jérôme de Prague reviendront ; j'espère bien que je serai mort. »

1 Vie privée de Louis XV.

Et, poussant une pointe à Mirabeau, ancien ami de Lefranc de Pompignan, Quesnay ajouta : « J'approuve bien Voltaire de sa chasse aux Pompignan. » « Ce qui devrait vous rassurer sur le Dauphin, repartit Mirabeau, c'est que malgré la dévotion de Pompignan, il le tourne en ridicule. »

Le second dialogue ne le cède en rien au précédent.

Mirabeau entame encore la conversation : « Le Royaume est bien mal ; il n'a ni sentiments énergiques, ni argent pour les suppléer. » Alors Le Mercier de la Rivière intervient : « Il ne peut être régénéré que par une conquête comme à la Chine ou par quelque grand bouleversement, mais malheur à ceux qui s'y trouveront. Le peuple français n'y va pas de main morte. »

Mme du Hausset sortit en tremblant ; Marigny la rassura. « N'ayez pas peur, rien n'est répété de ce qui se dit chez le docteur. Ce sont d'honnêtes gens, quoique un peu chimériques. Ils ne savent pas s'arrêter. Cependant, ils sont, je crois, dans la bonne voie : le malheur est qu'ils passent le but. »

Le même jour, Quesnay disait à Marigny, à propos du duc de Choiseul : « Ce n'est qu'un petit maître et s'il était plus joli, fait pour être un favori de Henri III. »

Quesnay n'avait pas cette liberté de langage uniquement chez lui dans son entresol. Il osait presque autant dans l'appartement de la favorite.

L'intendant des postes, Janelle, y venait chaque dimanche montrer au roi et à la marquise le contenu des lettres qu'on avait décachetées pendant la semaine au cabinet noir. Lorsque Quesnay le voyait passer, il entrait dans une telle colère que l'écume lui venait à la bouche : « Je ne dînerais pas plus volontiers avec l'intendant des postes qu'avec le bourreau, s'écriait-il. »

« Il faut convenir, observe Mme du Hausset, que chez la maîtresse du roi, il est étonnant d'entendre de pareils propos et cela a duré vingt ans [1] sans qu'on en ait parlé. » — « C'est la probité qui s'exprime avec vivacité, disait Marigny, et non l'humeur et la malveillance qui s'exhalent. »

Le chevalier, depuis bailli, de Mirabeau, a prétendu, dans une lettre à son frère, que Quesnay était plus audacieux en secret qu'en

[1] Plus exactement quinze ans.

public.

Quesnay passait au contraire à la Cour pour frondeur. Grimm le lui reproche : « Il avait choisi le rôle d'homme sévère et de frondeur de la Cour et ce n'est pas la plus mauvaise tournure que l'ambition puisse prendre [1]. »

L'insinuation de Grimm ne semble pas mieux fondée que celle du bailli. Le métier de frondeur à la Cour n'était pas exempt de risques et, des mots osés qu'a prononcés Quesnay, on n'en a pas cité un qui n'ait été inspiré par des sentiments honorables. Quesnay fut en outre modéré dans ses ambitions, et pour lui, et plus encore pour ses enfants.

Quant à la hardiesse de son langage devant les puissants, il faut s'en rapporter au marquis de Mirabeau, répondant à son frère :

« Sa carcasse philosophique est nourrie, vêtue, logée, et son instinct est timide et subordonné, mais son génie vaste, opiniâtre, et toujours agissant, travaille sans cesse, ameute un monde de citoyens et adapte à ces sortes de vues, les talents mêmes des fols. C'est sur cela qu'il n'est point timide, et il tient souvent en bas, aux plus notables, de ces propos sommaires et accablants, plus concluants encore et plus secs que ce qui se dit dans l'entresol. »

Un de ces propos sommaires est connu. Un homme en place — on ne sait lequel — proposait les moyens violents pour faire cesser les agitations qui avaient été la suite de la bulle *Unigenitus* et des refus de sacrements. « C'est la hallebarde qui mène un royaume, disait-il ? — Et qui mène la hallebarde ? » lui demanda Quesnay. Comme la réponse se faisait attendre « C'est l'opinion : donc, c'est l'opinion qu'il faut travailler [2]. »

On a vu que le marquis de Mirabeau avait avancé un jour chez Quesnay que le Royaume n'avait ni sentiments patriotiques, ni argent. Il développa cette thèse dans la *Théorie de l'Impôt* (1760), et fut mis à la Bastille. Quesnay qui avait inspiré, et corrigé le livre, fut au désespoir : « Ce sont les fermiers généraux qui l'ont dénoncé, dit-il à Mme du Hausset. Sa femme doit aller aujourd'hui se jeter aux pieds de Mme de Pompadour [3]. »

1 1768.
2 Marquis de Mesmon. — Quesnay ne fut pas écouté ; une déclaration du 2 septembre 1754 imposa un silence absolu sur les disputes théologiques.
3 M. de Loménie estime que cette démarche n'eut pas lieu.

QUESNAY CHEZ Mme DE POMPADOUR

Quesnay se rendit alors chez la favorite, qui lui parla aussitôt de l'évènement : « Vous devez être affligé de la disgrâce de votre ami ; j'en suis fâchée aussi, car j'aime son frère. — Madame, je suis bien loin de lui croire de mauvaises intentions ; il aime le roi et le peuple. — Oui, son *Ami des hommes* lui a fait beaucoup d'honneur. »

A ce moment Berryer entra. « Avez-vous lu le livre de M. de Mirabeau, lui demanda Mme de Pompadour. — Oui, mais ce n'est pas moi qui l'ai dénoncé. — Qu'en pensez-vous ? — Il aurait pu dire une grande partie de ce qu'il a dit en termes plus ménagés. Il y a entr'autres deux phrases au commencement :

« Seigneurs, vous avez vingt millions d'hommes et de sujets, plus ou moins. Ces hommes ont tous quelque argent ; ils sont tous à peu près capables du genre de service que vous leur demandez et toutefois vous ne pouvez plus avoir de services sans argent ni d'argent pour payer les services. Cela signifie en langue naturelle que votre peuple se retire de vous sans le savoir, attendu que les volontés sont encore ralliées à votre personne, en la supposant isolée des agents de votre autorité. »

« Quoi, il y a cela, docteur ? — Cela est vrai, ce sont les premières lignes ; je conviens qu'elles sont imprudentes, mais en lisant l'ouvrage, on voit qu'il se plaint de ce que le patriotisme s'éteint dans les âmes et qu'il voudrait le ranimer.

Le roi survint. Quesnay fut obligé de sortir avec Mme du Hausset qui alla écrire chez son oracle ce qu'elle avait entendu.

Elle retourna bientôt chez la marquise qui lui raconta ce qui s'était passé : « Le roi est fort en colère contre Mirabeau ; j'ai tâché de l'adoucir, le lieutenant de police a fait de même. » Et elle ajouta : « Cela va redoubler les craintes de Quesnay. Savez vous ce qu'il m'a dit un jour ? Le roi lui parlant chez moi, le docteur eut l'air tout troublé ; quand le roi fut sorti, je lui dis : Vous avez l'air embarrassé devant le roi et cependant il est si bon.— Madame, je suis sorti à quarante ans de mon village et j'ai bien peu l'expérience du monde auquel je n'habitue difficilement. Lorsque je suis dans une chambre avec le roi, je pense : Voilà un homme qui peut me faire couper la tête ? Mais la justice et la bonté du roi ? — Cela est bon pour le raisonnement ; le sentiment est plus prompt et il m'inspire de la crainte avant que je ne me sois dit tout ce qui est propre à l'écarter. »

Les dangers que Quesnay signalait plaisamment n'étaient pas tout à fait chimériques. Les lettres anonymes qui venaient en masse à la Cour jetaient partout la suspicion.

Mme du Hausset se mit un jour « aux genoux » de Marigny pour qu'il lui laissât copier et montrer à Quesnay une de ces lettres, où il était écrit au roi en recopiant Mirabeau :

« Vos finances sont dans le plus grand embarras ; l'esprit patriotique soutenait les anciens États ; l'argent en tient lieu, il devient le moteur universel et vous en manquez. »

La, lettre parlait ensuite de l'inertie du roi, de l'incapacité des ministres depuis le renvoi de Machault et de d'Argenson, de la corruption des Parlements, des encyclopédistes et aussi des économistes — c'est-à-dire de Quesnay — qui avaient pour but a liberté politique. La conclusion était l'écroulement probable du Gouvernement, miné dans toutes ses parties.

V. Son crédit ; son caractère.

Quesnay avait un crédit considérable affirme Grandjean de Fouchy. Considérable est peut-être excessif. Cependant Quesnay était adulé. Dupont de Nemours qu'il avait installé dans sa chambre pour y travailler, put constater que, surtout après dîner, les visites étaient très nombreuses. « Les allants et venants de Cour l'ennuyaient d'une multitude de bêtises, la plupart dites à l'intention de lui plaire ; il leur répondait en vives épigrammes [1]. « Si les courtisans le flattaient, c'est qu'ils savaient qu'il avait la confiance de la favorite. Il lui était facile de laisser tomber dans une conversation avec elle un mot sur quelqu'un, sur ses services passés, sur ceux qu'il pouvait rendre, et c'est ainsi qu'il opérait quand il le voulait, quoique avec réserve et sans se départir de ses habitudes de discrétion.

Marmontel raconte que sollicitant la survivance de la place que Moncrif avait dans les Postes, il pria Quesnay de lui faire avoir une audience de Mme de Pompadour. L'audience fut accordée. Avant de s'y rendre, Marmontel passa chez le docteur qui ne s'enquit même pas de ce que son protégé allait demander. L'auteur des *Contes mo-*

1 L'Enfance et la Jeunesse de Dupont de Nemours.

68

raux ne dit pas qu'il ait, en d'autres, occasions fait appel au crédit de Quesnay ; mais, à l'époque où il désirait et où il obtint la fructueuse direction du *Mercure*, il lui laissait croire qu'il allait devenir le prosélyte de ses doctrines.

Un autre solliciteur de Quesnay fut le bailli de Mirabeau qui s'était désigné pour le ministère de la Marine ; son frère, l'Ami des hommes, l'engagea à rechercher la protection de Mme de Pompadour en se servant « pour l'ostensoir » de l'abbé de Bernis et « par l'en-dessous » de Quesnay, sa, conquête de la faculté.

L'austère bailli avait répondu [1] : « Aucun marin ne connaît la personne en question (Mme de Pompadour). Est-ce moi à leur montrer le chemin ? » Puis, après réflexion : « Je n'ai pas cependant renoncé à une idée assez bizarre qui est de me faire désirer là. Je fus hier dîner chez ta conquête qui est un homme de beaucoup d'esprit ; il y avait deux ou trois sous-ordres que je trouvai très-polis et fort bonnes gens. L'amphitryon a de l'esprit comme un diable. Je restai avec lui jusqu'à près de sept heures sans m'en être aperçu, ni lui non plus. Il me fit sur cela un petit compliment que je lui rendis de très bon cœur. »

Quesnay devait être le principal intermédiaire auprès de la favorite. « Quant à mon ami ostensoire, lit-on dans tine lettre du marquis, il ne sera, ou je me trompe fort, jamais que cela. »

Mais « l'en-dessous » ne donna pas ce que l'on en attendait ; le bailli n'eut pas la Marine et son admiration pour Quesnay s'en ressentit : « Tu me parles de ton docteur, écrivit-il à son frère ; il prêche fort à son aise et il me paraît ressembler pas trop mal à Sénèque qui, avec ses richesses immenses, prêchait le mépris des richesses. Celui-ci logé, vêtu, nourri, exalté, existant enfin par le plus grand de tous les abus, crie contre les abus, mais plus quand il est vis-à-vis de toi que quand il est vis-à-vis de plusieurs autres. »

« Rends plus de justice au docteur, répondit le marquis, il est bon valet et fidèle, mais nullement esclave. »

Le bailli riposta : « Je n'ai jamais eu que la même idée du docteur ; je lui connais une tête très-agissante. Je ne sais pas s'il a le cœur

1 29 juillet 1757. Deux ans auparavant, le bailli avait fait parler en sa faveur « à la cause efficiente » pour un poste d'ambassadeur à Constantinople et s'était adressé l'année suivante à Bernis qui avait promis de le présenter à la marquise, mais qui ne s'était pas exécuté.

très-chaud. Je n'en crois rien [1]. »

Tel n'était pas le sentiment de l'Ami des hommes, qui recourait volontiers au crédit de Quesnay. Ou trouve, en effet, au bas d'une lettre que lui adressa ce dernier à propos du *Tableau économique* : « J'ai remis le placet et point de réponse [2]. »

Beaucoup d'autres personnes faisaient comme Mirabeau.

En 1757, Quesnay obtint, sur les instances de La Condamine, la liberté de La Beaumelle qui avait été enfermé à la Bastille pour avoir offensé la marquise [3].

Un peu plus tard, en 1762, c'est à Quesnay que Voltaire conseilla de s'adresser en faveur de la femme et des enfants de Callas.

« Je suis fort de votre avis que Mme Callas aille trouver M. Quesnay », écrivit-il à Debuis ; puis, dans un billet destiné à la veuve du supplicié : « Je suppose que Mme Callas a fait rendre à Mme de Pompadour la lettre que M. le Professeur Tronchin avait écrite à cette dame, il y a plus d'un mois... Je crois qu'il y en a une aussi pour M. Quesnay. Ces deux lettres sont fort importantes. Si Mme Callas ne les avait pas fait rendre, il faudrait qu'elle ne différât plus ; elle n'aurait qu'à écrire à M. Quesnay, à Versailles, et mettre la lettre pour Mme de Pompadour dans le paquet de M. Quesnay. Ceux qui dirigent Mme Callas lui dicteraient une lettre courte et attendrissante pour M. Quesnay. Cette démarche ferait un très bon effet. »

Quesnay passait donc pour avoir du cœur. Il avait aussi de la probité, vertu rare à la Cour.

D'Argenson a accusé Mme de Pompadour de vendre les places qu'elle faisait obtenir. Ce procédé n'était pas dans la manière de Quesnay. « Je sais par un hasard provenant du bonhomme Martin, écrit le marquis de Mirabeau, qu'il est très-délicat sur l'article mignon du pays : Je n'entends pas le français, etc. »

Les biographes [4] disent plus : Quesnay aurait indemnisé de sa bourse un malheureux dont il avait protégé l'adversaire sans être suffisamment renseigné et à qui il avait fait perdre injustement un procès. Il s'agissait de mille écus.

---

1 Loménie, *les Mirabeau*.
2 Archives nationales.
3 Taphanel, La Beaumelle et Saint-Cyr — Lorin.
4 D'Albon. De Romance.

Ceux qui ont le mieux connu le docteur affirment en outre qu'il était éloigné de toute intrigue.

« Il aimait à causer avec moi de la campagne, dit Mme du Hausset ; j'y avais été élevée ; il me faisait parler des herbages de Normandie, du Poitou, de la richesse des fermiers et de la manière de cultiver. C'était le meilleur homme du monde et qui était éloigné de la plus petite intrigue. »

« Il était bien plus occupé de la manière de cultiver la terre que de ce qui se passait à la Cour », dit-elle encore.

« Les orages pouvaient se former et se dissiper au dessus de son entresol, écrit de son côté Marmontel. Il griffonnait ses problèmes d'économie rustique aussi tranquille, aussi indifférent aux mouvements de la Cour que s'il eût été à cent lieues de distance. »

Sa gaîté naturelle, la vivacité de son esprit l'avaient fait rechercher dès sa jeunesse par toutes les personnes distinguées avec lesquelles il s'était trouvé en relations.

Petit et laid, il faisait oublier, par sa physionomie et par sa conversation, ce que son abord avait de peu avantageux. On a vu ce que disaient de lui le duc de Luynes et le bailli de Mirabeau : « Il a beaucoup d'esprit ; il a de l'esprit comme un diable. » C'est ce que dit aussi d'Argenson.

Mme du Hausset n'est pas moins affirmative : « On m'a dit que M. Quesnay était fort instruit de certaines choses qui ont rapport aux finances et qu'il était un grand économiste ; je ne sais pas trop ce que c'est. Ce qu'il y a de certain, c'est qu'il avait beaucoup d'esprit ; il était fort gai et fort plaisant, et très habile médecin. »

Crawford dit de même : « Quesnay avait beaucoup de gaîté et de bonhomie. Il dissertait avec beaucoup de chaleur, sans envie de briller. »

Grandjean de Fouchy vante sa vaste instruction : « Tous les arts et toutes les sciences lui étaient familiers. » Il vante aussi sa « simplicité naïve qui rendait son commerce extrêmement agréable, même dans la société domestique où on le trouvait toujours égal et où la sérénité de son âme se peignait jusque dans ses moindres actions ».

Le secrétaire perpétuel de l'Académie des Sciences ajoute : « Il possédait au suprême degré l'art de connaître les hommes. Il les forçait pour ainsi dire, sans qu'ils s'en aperçussent, à se montrer aux gens tels qu'ils étaient. Aussi accordait-il sa confiance sans réserve à ceux qui le méritaient, et le long usage de la Cour l'avait mis à portée de parler sans rien dire aux autres. Il ne les ménageait cependant à ce point que lorsqu'ils ne s'étaient pas trop démasqués ; ceux qui lui montraient à découvert une âme vile et corrompue pouvaient être sûrs, de quelque qualité qu'ils fussent, d'être traités comme ils le méritaient. »

Ses manières étaient douces et honnêtes, disent encore ses biographes, sa bonté prévenante, son érudition variée. Il n'abusait point de sa supériorité intellectuelle ; il se mettait à la portée de ses interlocuteurs et les faisait parler de ce qu'ils savaient. On le comparait à Socrate pour la figure, et on disait que, comme Socrate, il avait l'art d'accoucher les esprits. Ce n'est pas qu'il eût le masque de Socrate ; mais, avec sa figure ramassée, il n'était guère plus beau que le philosophe grec.

Plusieurs de ses propos sont venus jusqu'à nous :

Il parlait à Paris-Duverney de la guerre et des hommes de guerre. « Les militaires, disait-il, font un grand mystère de leur art... Mais pourquoi les jeunes princes ont-ils tous de grands succès ? C'est qu'ils ont l'activité et l'audace.Pourquoi les souverains qui commandent leurs troupes font-ils de grandes choses ? C'est qu'ils sont maîtres de hasarder. »

Un autre jour, Duclos, pérorant avec sa chaleur ordinaire, soutenait, comme un paradoxe, qu'il y avait eu plus de gens d'esprit dans la maison de Bourbon que dans toute autre et s'écriait ensuite : « Je suis historiographe du roi, je rendrai justice, mais je la ferai souvent. — J'en serais garant, répondit Quesnay ; notre maître sera peint tel qu'il est. » Et comme Duclos hochait de la tête : « Louis XIV a protégé les poètes ; cela était peut-être bon pour le temps... Mais ce siècle-ci sera bien plus grand... Louis XV envoyant au Mexique et au Pérou des astronomes pour mesurer la terre, présente quelque chose de plus imposant que d'ordonner des opéras. Il a ouvert aussi des barrières à la philosophie, malgré les criailleries des dévots, et l'Encyclopédie honorera son règne. »

Quesnay n'avait pas d'enthousiasme pour les poètes. Il n'estimait que quelques traits de Corneille et uniquement à cause de la pensée. « Toute la beauté d'un écrit, prétendait-il, est dans la pensée. Imbéciles, qui croyez l'embellir avec des pompons. Elle ne peut être trop nue. » Et, comme preuve, il citait le passage de Démosthène : Vous craignez, Athéniens, la dépense de la guerre ; Philippe viendra ; il brûlera vos maisons, il massacrera vos jeunes gens ; il emmènera vos femmes, vos enfants et vous-mêmes en esclavage [1].

Un jour, on vantait devant lui les « Lettres de Voltaire à Chenevières [2] » et l'« Épître de Marmontel à ses Livres », couronnée par l'Académie ; le docteur n'avait pas l'air d'écouter. « Vous n'admirez donc pas les grands poètes, lui demanda-t-on ? — Comme de grands joueurs de bilboquet. Pourtant j'ai fait des vers ; j'en ai fait sur M. Rodot, intendant de la marine, qui disait du mal des médecins :

> Antoine se médicina
>> En décriant la médecine,
>> Et de ses propres mains mina
>> Les fondements de sa machine,
>> Très rarement il opina
>> Sans humeur bizarre ou chagrine
>> Et l'esprit qui le domina
>> Était affiché sur sa mine.

Mme du Hausset demanda à Quesnay d'écrire ces petits vers ; il y consentit, à la condition qu'elle n'en laisserait pas prendre de copies.

La même Mme du Hausset dîna à Paris chez Quesnay avec Turgot. « Il y avait assez de monde, dit-elle, contre l'ordinaire du docteur. On parla beaucoup d'administration, ce qui ne m'amusa pas. » il fut ensuite question de l'amour des Français pour le roi, et Turgot fit l'éloge des Bourbons. Mme du Hausset pria Quesnay d'écrire ce que le jeune maître des requêtes avait dit, et elle le montra à la marquise. C'est ainsi que, par des voies détournées, le docteur soutenait ses amis.

Mais s'il était le meilleur homme du monde il était trop souvent sarcastique [3]. Son jeune disciple Dupont de Nemours eut l'occasion de s'en apercevoir, « lorsqu'il le débrouilla de toute la crasse de bel

1 L'enfance et ta jeunesse de Dupont de Nemours.
2 1760.
3 Grimm, le traite de« Cynique décidé », de « Vieux cynique ».

esprit, le contraria, le désespéra avec une bonté et un zèle sans égal, et en fit un plongeur d'un nageur qu'il était [1]. », On verra plus loin qu'il n'eut pas moins de franchise envers le marquis de Mirabeau, bien que celui-ci eût passé l'âge où l'on reçoit des leçons.

VI. Ses ouvrages médicaux et scientifiques.

Nous ne nous sommes jusqu'à présent occupe que de la personne de Quesnay. Avant d'examiner ses écrits économiques, parlons de ses autres travaux. « Quesnay se serait fait un nom dans la science médicale si ses travaux d'économiste n'avaient eu encore plus d'éclat », a dit justement de Lavergne [2].

Chez le duc de Villeroi, il avait eu assez de loisirs pour s'occuper des intérêts de la corporation des chirurgiens et pour se livrer à des travaux scientifiques. Dans la dédicace du *Traité de la Saignée*, il avait remercié son protecteur des facilités qu'il lui avait données. « Vous m'avez permis de vous dédier le premier essai de ce traité [3], je n'avais d'autre titre alors que mon empressement à annoncer l'honneur que vous veniez de me faire en m'appelant auprès de votre personne... C'est sous vos yeux que j'ai tenté de rendre, par de nouvelles recherches, cet ouvrage plus utile... Je devrai cet avantage aux ressources, aux facilités dont votre générosité m'a prévenu dans mon travail [4]. »

Le « premier essai » dont parlait Quesnay avait été publié eu 1736. La même année avait paru la première partie de l'*Essai physique sur l'économie animale*, qui servait d'introduction au précédent. La seconde partie de l'*Essai physique* ne fut donnée 1'impresaba que onze ans plus tard.

Trois autres traités complètent l'œuvre médicale de Quesnay :

Le Traité sur la Suppuration, et le Traité sur la Gangrène, parus tous deux en 1749 ; le Traité des fièvres continues, daté de 1753.

Gandjean de Fouchy dit à propos de ce dernier ouvrage : « C'est-le plus intéressant peut-être qui soit sorti de sa plume. Il a été compo-

---

1 Mirabeau, Lettre à Longo, 1777.
2 Économistes français du 18ᵉ siècle.
3 L'art de guérir par la saignée, 1736.
4 *Traité des effets et de l'usage de la saignée*, nouvelle édition, 1750. Dédié au duc de Villeroy, pair de France, maréchal de camp, gouverneur de Lyon.

sé entièrement à l'armée, au milieu du tumulte d'un camp et dans une grange qui servait de logement à lui et à tout son monde et où il s'était retranché sur un tas de paille. »

Le biographe a dû se tromper. C'est en 1744 que Quesnay suivit Villeroy à l'armée. Il est peu probable qu'il ait attendu près de dix ans pour publier un ouvrage composé si facilement.

En tout cas, les travaux médicaux de Quesnay eurent du succès, n'en jugerait-on que par le nombre des éditions [1].

Que valaient-ils ? Nous ne pouvons à cet égard que nous en rapporter à autrui.

D'après les *Observations sur les écrits des modernes*, dont l'impartialité est peut-être discutable, ils étaient remplis d'observations « toutes nouvelles » sur la nature des humeurs, sur les tempéraments, sur les effets des intempéries, sur la saignée, sur les vices de la digestion, sur les inflammations, sur la petite vérole, etc.

D'après le *Pour et le Contre*, autre revue du temps, la nouveauté portait sur l'influence des tempéraments, sur le pouls et la vitesse de la circulation.

Le *Journal des Savants*, organe de la faculté de médecine, est moins favorable sans être méprisant.

Le *Dictionnaire des Sciences Médicales* a vanté surtout l'érudition de Quesnay, qui pourtant n'en faisait pas étalage.

M. le docteur Ferrand qui a fait en 1896 une intéressante communication à l'Académie de médecine sur l'œuvre médicale de Quesnay a dit :

« J'ai trouvé à la lecture de ses ouvrages, un intérêt que je ne crois pas inspiré par une simple curiosité de chercheur, ni par un amour exagéré du passé, ni par une partialité de compatriote, mais, un intérêt justifié par l'importance qui s'attache à l'évolution de nos sciences médicales, à leur histoire et aux enseignements qu'on en peut tirer. »

1 Deux pour le *Traité de la saignée*, 1750, 1770, sans compter l'*Essai* paru en 1726. Deux pour le *Traité de la gangrène*, 1749 et 1771.
Trois, du vivant de l'auteur, pour le *Traité de la suppuration*, 1749, 1764 et 1770 ; une autre, posthume, 1776.
Trois aussi pour le Traité des *fièvres continues*, 1753, 1767 et 1770.
Tous ces traités sont accompagnés de Tables analytiques détaillées à l'excès et probablement faites par Hévin.

Pour la gangrène, Quesnay « a su distinguer entre la gangrène ou mortification et la pourriture ou décomposition des éléments déjà frappés de mort. Il n'a pas été moins heureusement inspiré en étudiant les rapports qu'il y a entre la gangrène, l'asphyxie locale et la syncope locale. L'esprit analytique dont nombre de médecins anciens ont fait preuve se retrouve dans le soin que met Quesnay à classer les différentes espèces de gangrènes ; le point le plus curieux peut-être est celui où l'auteur traite de l'infection de la plaie par des produits, et aussi de l'infection par l'air, comme causes fréquentes de gangrène. Et il est remarquable que les agents thérapeutiques dont il conseille l'emploi sont bien ceux auxquels on peut attribuer, bien qu'à un léger degré, quelque effet antiseptique... Ce qu'il faut atteindre, il l'a compris, ce n'est pas l'odeur nauséabonde, toute malsaine qu'elle puisse être, c'est ce que ingénieusement, il appelle l'*hétérogène inconnu*, ce qu'on a nommé depuis le *miasme*, ce qu'on nomme aujourd'hui le *microbe*.

Le *Traité de la suppuration*, que Quesnay appelle la suppuration purulente pour la distinguer des suppurations putrides, est un ouvrage plus considérable que le *Traité de la gangrène*, mais, d'après M. Ferrand, moins personnel peut-être et reflétant les principales erreurs de l'époque à laquelle il fut composé. La personnalité de l'auteur s'affirme davantage dans le livre sur la *Saignée*. Elles sont affranchies des hypothèses humorales dont est encombré le traité de la suppuration. Avec Bœrrhave, Quesnay condamne les sectes médicales qui se disputaient le champ les fièvres et émet des considérations souvent remarquables dans la description des phénomènes.

L'*Essai physique sur la Physiologie animale* fut le plus discuté de tous les livres de Quesnay [1]. On y trouve, comme dans les autres, la marque de connaissances étendues et l'on y rencontre des vues intéressantes en physiologie et en psychologie, mais aussi des vues trop hardies. L'imagination y tient trop de place, a dit Haller. Le savant allemand a en outre reproché à Quesnay, la « prolixité de

---

1 Le passage suivant sur l'Histoire de la Médecine a été supprimé dans la 2ᵉ édition : « La seconde espèce de théorie est l'histoire de la théorie même. Cette espèce de théorie est plus curieuse qu'utile. C'est assez qu'on sache les choses telles qu'elles sont dans leur état présent ; il importe peu pour la pratique d'en connaître la date, le lieu de leur origine, les auteurs qui ont traité les premiers des changements qui y sont survenus et toutes les circonstances qui y ont contribué. »

son style asiatique » et l'importance des emprunts faits à Bœrrhave sans les signaler [1].

Il ne parle pas des emprunts que Quesnay aurait faits à d'autres auteurs et notamment à Haller même. La Mettrie a été moins réservé, on l'a vu ; il a accusé nettement Quesnay d'avoir pillé Haller aussi bien que Boerrhave.

Il faut toujours se méfier des accusations de ce genre ; en matière scientifique, la paternité présente de l'incertitude. On ne doit pas oublier d'ailleurs que Haller et La Mettrie étaient médecins. Ce dernier ne dit-il pas : « M. Quesnay juge et condamne les médecins avec une désinvolture extraordinaire. Il se vante de vingt ans d'exercice de la médecine quoiqu'il ne soit que chirurgien [2] ».

A partir de 1753, Quesnay ne composa plus d'ouvrages médicaux et se borna à rééditer ou à laisser rééditer ses livres.

Sa réputation était pourtant bien établie. Membre de l'Académie des sciences et belles-lettres de Lyon depuis 1735, membre de la Société royale de Londres, il avait conservé à l'Académie de chirurgie le titre de secrétaire vétéran et était entré en 1751, comme associé libre, à l'Académie des sciences, où il comptait beaucoup d'amis [3].

Les chirurgiens avaient maintenu son nom sur le tableau des membres de leur collège ; ils placèrent ensuite son portrait dans la chambre du Conseil de l'Académie, côté des portraits des chirurgiens les plus célèbres, et cet honneur ne fut accordé qu'à deux hommes de leur vivant, à lui et à Petit.

---

1 Le *Journal des Savants* dit comme Haller propos de Bœrrhave (article de Burette). Quesnay s'est défendu dans la *Réponse à l'écrit intitulé : Cléon à Eudoxie*, 1739.
2 Les docteurs diplômés méprisaient les chirurgiens en d'autres pays qu'en France. Une querelle très vive s'éleva en Danemarck entre les membres des deux professions.
3 En remplacement du marquis d'Albert. — Son élection eut lieu le 5 mai 1751 ; il fut remplacé par Ménard de Choisy, contrôleur général de la maison du roi.

QUESNAY ET L'ENCYCLOPÉDIE

I. Articles de Quesnay dans l'*Encyclopédie*. — II. Précurseurs de Quesnay, Boisguilbert, Vauban, Melon, De Tot, Locke. — III. Cantillon, D'Argenson, Forbonnais. — IV. Article *Fermiers*. Article *Grains*. — V. Articles inédits : *Hommes, Impôts, Intérêt de l'argent.*

I. Articles de Quesnay dans l'*Encyclopédie*.

Quesnay était depuis peu de temps à la Cour lorsque parurent les premiers volumes de l'*Encyclopédie* [1]. Les rédacteurs du vaste recueil étaient les familiers de son entresol. Il s'associa bientôt à leur œuvre et leur donna d'abord un article de pure métaphysique au mot *Évidence*. On le trouve dans le 6ᵉ volume, publié en 1756. Dans les précédents, avaient figuré des articles économiques de Forbonnais et aussi l'article de J.-J. Rousseau sur l'*Économie (morale et politique)*.

L'année suivante, l'*Encyclopédie* contint un article de Quesnay au mot *Fermiers* qui avait été probablement rédigé la fin de 1755, car c'est à ce moment que Voltaire envoya à d'Alembert ses articles pour la lettre F.

En 1757, parut l'article *Grains* qui — nous le supposons pour des motifs analogues avait été composé en 1756 [2].

L'attentat de Damiens amena des persécutions contre les philosophes. Au commencement de 1758, d'Alembert songea à abandonner la direction du *Dictionnaire* ; Voltaire engagea les Encyclopédistes à se mettre en grève. En 1759, le privilège de l'*Encyclopédie* fut révoqué. Quesnay cessa sa collaboration. Il avait cependant préparé d'autres articles, pour les mots *Fonctions de l'âme* [3], *Hommes, Impôts, Intérêt de l'argent*.

On ne sait pour quels motifs le premier n'a pas paru. Nous supposons qu'il été utilisé par son auteur pour la rédaction d'une brochure dont le titre seul nous est connu et dont nous dirons un mot

---

1 1751.

2 Toutefois le *Financier citoyen*, daté de 1757, y est visé ; mais Quesnay a pu ajouter cette indication sur les épreuves.

3 Annoncé dans l'introduction du tome VI de l'*Encyclopédie*. Diderot, en donnant la liste de ses collaborateurs, dit que plusieurs personnes qu'il regrettait de ne pouvoir nommer lui avaient donné des articles et l'une d'elles les articles *Évidence* et *Fonctions de l'âme*.

plus loin.

Le second, *Hommes*, existe en copie manuscrite, à la Bibliothèque nationale ; le troisième, *Impôts*, qui avait été annoncé dans l'article *Grains*, existe aussi en copie, aux Archives de Limoges, avec des notes de Turgot.

Quant au dernier, *Intérêt de l'argent*, il a été inséré, en totalité ou en partie, dans le *Journal de l'agriculture, du commerce et des finances*, en 1765, sous le titre d'*Observations sur l'intérêt de l'argent* par M. Nisaque, anagramme de Quesnay. Il n'a pas été ensuite reproduit par Du Pont de Nemours dans le recueil des œuvres du maître, intitulé *Physiocratie*.

La place qu'occupait Quesnay à la Cour lui imposait une grande réserve. On conçoit que, comme Turgot, il ait renoncé à collaborer à l'*Encyclopédie* lorsqu'elle ne fut plus un ouvrage autorisé. Déjà, il avait signé les articles *Fermiers* et *Grains*, non Quesnay, mais Quesnay le fils, par une sorte de désaveu de paternité. Quant a l'article *Évidence*, il avait été inséré sans signature.

Il méritait pourtant d'être reconnu. La philosophie était familière à l'auteur. Dans la préface des *Mémoires de l'Académie de chirurgie*, dans l'*Essai physique sur l'économie animale*, il avait émis des opinions fermes et non dénuées d'intérêt sur la méthode, sur l'origine des idées, sur le libre arbitre et sur l'immortalité de l'âme.

A ses yeux, le libre arbitre était un des attributs essentiels de l'âme ; il en prouvait l'indépendance, par rapport à la matière, et par conséquent l'immortalité, nulle substance n'étant par elle-même susceptible de destruction. Mais Quesnay reconnaissait que l'homme est constamment sous l'empire des motifs, soit qu'ils préviennent les actes, soit qu'ils les dirigent, soit qu'ils les déterminent. La liberté, disait-il, consiste dans le pouvoir délibérer pour se déterminer avec raison à agir ou à ne pas agir. L'intelligence suprême a voulu que l'homme fût libre ; or la liberté est mue par différents motifs qui peuvent le maintenir dans l'ordre ou le jeter dans le désordre ; il fallait des lois précises pour lui marquer exactement son devoir envers Dieu, envers lui-même, envers autrui, et pour qu'il fût intéressé à les observer ; c'est dans ces vues que la religion et la politique se sont réunies à l'ordre naturel pour conte-

nir plus sûrement les hommes dans la voie qu'ils doivent suivre [1]. »
C'est, presque dans les mêmes termes, le langage que Montesquieu
a tenu plus tard au début de l'*Esprit des Lois*. Mais Quesnay insistait plus que Montesquieu sur l'existence d'un- ordre naturel indépendant de l'intervention des législateurs religieux ou politiques.
D'après lui, chaque homme, étant libre, a un droit naturel, mais
comme aucun homme ne vit isolément, le droit naturel de chacun
est limité par le droit naturel des autres, sans que l'antagonisme
résultant de cette limitation mutuelle soit permanent ; L'ordre,
affirmait-il est indispensable à l'existence des individus et c'est la
règle finale des rapports des hommes : « des êtres intelligents aper-
çoivent manifestement que ce n'est pas en opposant le dérèglement
au dérèglement, c'est-à-dire en augmentant le désordre même,
qu'ils éviteront les malheurs qu'ils ont à prévenir ». Telles sont les
idées qu'énonçait le chirurgien et qui se retrouvent plus tard dans
sou *Traité de droit naturel*, base principale de la Physiocratie. Dans
l'*Encyclopédie*, Quesnay revint déjà sur une partie d'entre elles.

Son article ne répond qu'imparfaitement au titre *Évidence*. Il aurait été mieux placé au mot *Certitude* qu'avait traité l'abbé de Pradt.
Quesnay n'y parle guère qu'en passant des vérités si claires par
elles-mêmes qu'elles n'ont pas besoin d'être prouvées ; il examine
les idées en général depuis le moment où elles naissent jusqu'à celui où l'intelligence les prend pour bases des raisonnements.

Il débute par une déclaration remarquable, étant donné le recueil où elle prenait place :
« Il n'y a pas de contradiction nécessaire entre science et la foi. »

Une telle déclaration était-elle destinée à prouver que l'*Encyclopédie* n'était pas aussi simple qu'on le disait ? Était-elle l'expression
indépendante des sentiments intimes de Quesnay ? Il est difficile
de répondre.

Les biographes ont été très affirmatifs quant aux opinions reli-
gieuses du docteur.

« Malgré la multiplicité de ses connaissances et la vivacité de son
esprit, dit Grandjean de Fouchy, il avait senti que la liberté de penser devait avoir des bornes ; il avait fait une étude suivie des matières de la religion et tous ses écrits portent l'empreinte du respect

---

1 Économie animale.

qu'il avait pour elle ; on lui a toujours rendu justice sur cet article ; ses mœurs et sa conduite étaient pour ainsi dire l'image et l'expression vivante de ses sentiments à cet égard. Il en a recueilli le fruit par la tranquillité qui accompagna ses derniers moments. »

D'Albon dit aussi : « Il prit la religion pour base fondamentale de son système ; il la respecta dans tous ses écrits... Le bon usage de la vie le préserva des horreurs de la mort... Il se mit entre les mains de la religion et mourut paisiblement. »

Grimm avait écrit en 1767 : « Les économistes ont en général une pente à la dévotion et à la platitude bien contraire à l'esprit philosophique. »

D'Argenson a noté au contraire que Quesnay passait pour « esprit fort » : « Ci-devant, la marquise faisait l'esprit fort devant le roi pour assurer son règne ; elle admettait a sa conversation avec le roi le sieur Quesnay, son médecin, homme de beaucoup d'esprit et qui se pique d'être esprit fort [1]. » Il n'en fallait pas beaucoup alors pour mériter cette qualification. La Peyronie avait été taxé d'impiété pour avoir mis le *Sensorium commune* dans le corps calleux, sans qu'on parût se douter que Descartes et Malebranche, longtemps auparavant, avaient placé le siège de l'âme dans le cerveau.

Quesnay avait accepté l'opinion de La Peyronie ; il avait, en outre, combattu le système des idées innées et fait sortir toutes nos connaissances des sensations, ainsi que Voltaire, Diderot, et la plupart de ses contemporains. Or les anti-cartésiens passaient pour impies [2]. Quesnay donnait d'ailleurs à l'âme des attributs en quelque sorte matériels. C'est ce qui parait résulter, du titre de la brochure à laquelle nous avons fait plus haut allusion et où on lit, d'après le catalogue des livres d'A. Smith qui en possédait un exemplaire [3] :

« Aspect de la psychologie : L'âme est une substance qui a la propriété de sentir ; la propriété de sentir est la propriété radicale de toutes les affections et facultés de l'âme. »

Néanmoins il se déclara toujours spiritualiste, et si — comme cela résulte des conversations rapportées par Mme du Hausset — il avait horreur du fanatisme, s'il craignait de voir les « cagots », comme il

1 13 février 1756. Son opinion sur la Marquise est confirmée par d'autres témoignages, notamment par les *Lettres de Voltaire à D'Alembert*.
2 Bouillier, Histoire des doctrines cartésiennes.
3 J. Bonar. A catalogue of the library of Adam Smith, London, 1894.

disait, triompher à l'avènement du Dauphin au trône, il exhortait ses amis les philosophes à se modérer dans leurs attaques contre la religion.

Une note de lui, en marge d'un manuscrit du marquis de Mirabeau, est ainsi conçue :

« Les religions particulières ne doivent être envisagées dans un système politique qu'autant qu'elles sont établies... car à la réserve de la religion catholique, elles sont toutes fausses. Elles ne peuvent convenir aux États qu'autant qu'elles sont assujetties à la morale d'institution divine, c'est-à-dire à la loi naturelle qui est de toutes les religions, de tous les pays, de tous les siècles, et qui est le souverain de toute législation, le fondement de toute piété et la règle universelle des bonnes mœurs.

« Les religions d'institution humaine (je ne parle pas de la religion catholique qui est la seule vraie avec la religion universelle) ne doivent avoir de rapports avec le Gouvernement que parce quelles ont besoin elles-mêmes d'être gouvernées. »

En lisant ce passage, on ne peut s'empêcher de songer à Socrate qui, respectueux de la religion dominante, sacrifiait aux dieux chez lui et dans les lieux publics.

L'article *Évidence* appelle l'attention par d'autres motifs. Quesnay s'y élève fortement contre l'emploi des abstractions.

« Les hommes ignorants et les bêtes, dit-il, se bornent ordinairement à des vérités réelles, parce que leurs fonctions sensitives ne s'étendent guère au-delà de l'usage des sens ; mais les savants, beaucoup plus livrés à la méditation, se forment une multitude d'idées factices et d'idées abstraites générales qui les égarent continuellement. On ne peut les ramener à l'évidence qu'en les assujettissant rigoureusement aux vérités réelles, c'est-à-dire aux sensations des objets telles qu'on les a reçues par l'usage des sens. »

Et considérant l'idée de justice, Quesnay ajoute :

« L'idée abstraite, générale, factice dé justice, qui renferme confusément les idées abstraites de justice rétributive, distributive, attributive, arbitraire, etc., n'établit aucune connaissance précise d'où l'on puisse déduire exactement, sûrement et évidemment d'autres connaissances, qu'autant qu'elle sera réduite aux sensations claires et distinctes des objets auxquels cette idée abstraite et relative doit se rapporter. »

Ainsi Quesnay recommandait dans son principal travail philoso-phique la méthode *a posteriori* qu'il avait constamment préconisée dans ses écrits médicaux et scientifiques. Mais on doit reconnaître qu'il ne s'est pas toujours exactement conformé, dans ses travaux économiques et politiques, aux conseils qu'il donnait aux autres.

II. Précurseurs de Quesnay,
Boisguilbert, Vauban, Melon, Du Tot, Locke.

Où Quesnay a-t-il puisé. les éléments de son instruction écono-mique ?

Si l'on consulte ses propres ouvrages, on constate que très peu d'auteurs y sont cités, en dehors de quelques contemporains. Comme il estimait inutile de perdre son temps à manier le style épistolaire, on ne saurait espérer de connaître par des lettres de lui les livres qu'il a lus de préférence. Mais il est facile de deviner ceux qu'il a eus dans les mains, car au milieu du XVIIIe siècle les écrits économiques et sociaux étaient en très petit nombre.

On s'en tenait, en ce qui concerne les fondements du droit, aux vieilles formules des juristes ; lorsqu'on parlait de l'organisation sociale, on s'inspirait de Platon ou de Plutarque pour faire de la rhétorique. L'or et la propriété étaient la source des malheurs des hommes ; les sociétés étaient l'œuvre du législateur.

Montesquieu fit entendre un langage plus scientifique, mais l'*Es-prit des Lois* ne satisfit pas Quesnay, ainsi que le montrent les notes marginales qu'il mit sur les manuscrits du marquis de Mirabeau [1].

En économie politique, on croyait au système mercantile dont l'idée mère est que la richesse d'une nation consiste dans les mé-taux précieux qu'elle possède ; d'où cette conséquence que, pour s'enrichir, il faut enlever à l'étranger son or et son argent, de même que les peuples antiques prenaient à leurs voisins des esclaves, des femmes ou du butin. Comme il était évident que l'on se procurait des jouissances aussi bien avec des produits qu'avec de l'argent, on

---

1 Papiers de Mirabeau, archives nationales. — Du Pont de Nemours a dit néan-moins que Montesquieu avait été le précurseur des Physiocrates parce qu'« il avait montré que l'étude de l'intérêt des hommes réunis en société est préférable aux recherches d'une métaphysique abstraite ». *Notice abrégée*, etc., 1769.

avait été amené à faire des distinctions subtiles quant à l'utilité relative des opérations commerciales. On disait que pour rendre la balance du commerce favorable, il fallait, d'une manière générale, protéger le *commerce actif*, c'est-à-dire l'exportation, et empêcher la *commerce passif*, c'est-à-dire l'importation ; plus spécialement, encourager l'exportation des produits de grande valeur vénale et décourager l'exportation des autres ; favoriser la sortie des objets fabriqués et s'opposer à celle des matières premières, des *denrées du crû* ; favoriser en sens inverse l'entrée des matières premières et empêcher celle des produits manufacturés, de manière à soutenir la fabrication et la sortie de cette dernière espèce de produits en procurant aux fabricants des matières premières à bon compte et du travail à bon marché, les salaires étant basés sur le prix des subsistances.

Le commerce était méprisé ; ses gains passaient pour illicites, comme au temps de Charlemagne, surtout lorsqu'ils provenaient de la vente des subsistances. Il devait, dès lors, être soigneusement réglementé.

Quelques faits avaient ouvert les yeux sur la vanité des principes admis par les légistes nourris d'antiquité ou aveuglés par la découverte des mines du Pérou.

Au temps de la jeunesse de Quesnay, les folies du système de Law avaient montré les conséquences de la multiplication du papier-monnaie.

La succession des disettes et des famines prouvait brutalement que les gouvernants sont incapables d'établir de force l'équilibre entre les subsistances et les besoins.

Enfin, après la longue période de paix et de prospérité due à l'administration du cardinal de Fleury, l'efficacité du système de Colbert avait été mise en doute. On se demandait si la réglementation de l'industrie, renforcée de plus en plus par les incapables successeurs du ministre de Louis XIV, avait produit les effets attendus.

Mais, en 1750, les idées sur tous ces sujets étaient vagues et contradictoires. Vincent de Gournay, qui exerça sur l'administration commerciale une influence considérable, ne fut nommé intendant du commerce qu'en 1751.

En France, trois ouvrages économiques étaient célèbres : le *Détail de la France* [1] de Boisguilbert, la *Dîme royale* de Vauban, l'*Essai sur le commerce* de Melon.

Le style du *Détail* est si obscur et les éditions en furent si fautives que ce livre n'avait pas eu beaucoup de lecteurs. On en avait retenu surtout ce que l'auteur avait dit de la misère des campagnes et de l'exagération des impôts à la fin du règne de Louis XIV ; on n'avait guère compris les principes qu'il avait posés avec une remarquable perspicacité, quoiqu'en aient dit de nos jours des savants allemands. Nous n'entreprendrons pas d'analyser et de discuter son œuvre ; nous devons nous borner à indiquer celles de ses idées que l'on retrouve plus ou moins dans Quesnay.

Boisguilbert avait vu que l'argent n'est pas la richesse et n'est que « le lien du commerce ». « La richesse, disait-il, n'est autre chose qu'une jouissance entière, non seulement de tous les besoins de la vie, mais même de tout ce qui forme les délices et la magnificence. » Déplaçant ainsi le point de vue auquel on s'était jusque-là placé pour considérer les faits économiques, Boisguilbert ajoutait : « La terre que l'on compte pour le dernier des biens donne le principe à tous les autres. Le fondement et la cause de toutes les richesses de l'Europe sont le blé, le vin, le sel et la toile qui abondent dans la France ; on ne se procure les autres choses qu'à proportion que l'on a plus qu'il ne faut de ceux-ci.

« Tous les biens de la France sont divisés en deux espèces, en biens-fonds et en biens de revenu d'industrie. Ce dernier (revenu) qui renferme trois fois plus de monde que l'autre, hausse ou baisse à proportion du premier. En sorte que l'excroissance des fruits de la terre fait travailler les avocats, les médecins, les spectacles et les moindres artisans de quelque art ou métier qu'ils puissent être ; de manière qu'on voit très-peu de ces sortes de gens dans les pays stériles au lieu qu'ils abondent dans les autres.

« Or, pour faire beaucoup de revenu dans un pays riche en denrées, il n'est pas nécessaire qu'il y ait beaucoup d'argent, mais seulement beaucoup de consommation ; un million fait alors plus d'effet que dix millions sans consommation, parce que ce million se renouvelle mille fois et fait autant de revenu à chaque pas et que dix millions restés dans un coffre ne sont pas plus utiles que des

---

1 La première édition date de 1695, L'édition de 1707 renferme en outre le *Factum de la France* et des dissertations sur les grains et sur la nature des richesses.

pierres.

« Comme d'ailleurs, les biens-fonds ne donnent pas de revenu si les produits se vendent à perte, la source de la richesse est tarie par le bas prix des denrées qui amène la diminution de la culture et les disettes [1].

« C'est un fait qui ne peut être contesté, plus de la moitié de la France est en friche ou mal cultivée, c'est-à-dire beaucoup moins qu'elle ne le pourrait être et qu'elle n'était autrefois, ce qui est encore plus ruineux que si le terrain était entièrement abandonné parce que le produit ne peut répondre aux frais de la culture.

« Il ne peut y avoir que deux causes qui empêchent un homme de cultiver sa terre, ou parce qu'il faut une certaine opulence qu'il n'est point en état de se procurer, ou parce qu'après avoir cultivé il ne peut avoir le débit de sa production. C'est ce qui se passe avec la taille pour le premier empêchement et avec les aides et douanes pour le Second. »

Suivant Boisguilbert, le revenu des biens-fonds avait considérablement baissé, et en même temps les revenus du roi, c'est-à-dire les impôts, n'avaient point subi de réductions. Par suite les consommations de toutes choses et la richesse avaient diminué.

« Le peuple n'est jamais moins riche, ni plus misérable que lorsqu'il achète le blé à vil prix » — disait-il. « On ne peut éviter les grandes chertés qu'en vendant en tout temps des blés aux étrangers. »

L'auteur du *Détail* demandait en conséquence, la liberté du commerce des grains et la suppression des impôts indirects, pour détruire les obstacles qui s'opposaient à la production et à la vente des produits agricoles.

La *Dîme royale*, avait été soutenue par le nom illustre de son auteur et par le souvenir des injustes colères qu'elle avait soulevées.

Vauban, touché, comme Boisguilbert, de l'état de misère des paysans, avait voulu réformer le système d'impôts, supprimer les exemptions et les privilèges, amener les gouvernants à comprendre « que les rois ont un intérêt réel et très essentiel à ne pas surcharger leurs peuples jusqu'à les priver du nécessaire. »

Utilisant l'enquête à laquelle il avait fait procéder par les inten-

1 « Il faut que chaque métier nourrisse son maître ou il doit fermer sa boutique. »

dants, il avait calculé que la population de la France était de 19 millions de personnes pour une superficie de 30.000 lieues carrées [1] et il avait estimé que son sol était capable de produire, année moyenne, de quoi nourrir 7 à 800 personnes par lieues, à raison d 3 setiers de blé par tête (mesure de Paris), soit 24 millions de personnes, tandis qu'elle ne nourrissait que 627 personnes 1/2 par lieue, et encore, disait Vauban : « J'ai lieu de me défier que cette quantité puisse se soutenir dans toute l'étendue du royaume. »

La *Dîme royale* digne d'admiration si l'on tient compte du courage et des sentiments généreux de celui qui osa l'écrire et la faire imprimer, n'est point un ouvrage théorique. Vauban avait vu la misère du peuple et en avait fait une désolante peinture ; il n'avait indiqué ni une méthode, ni des procédés généraux pour la faire cesser et n'avait proposé que des remèdes empiriques qu'aucune personne, tant soit peu au courant des questions fiscales, ne pouvait accepter. Les effets de la dîme ecclésiastique étaient trop visibles pour que la dîme royale pût jamais être établie.

Sou ouvrage et celui de Boisguilbert étaient antérieurs la famine de 1709 ; les deux écrivains avaient en quelque sorte prédit les désastres que la France allait subir et dont des guerres ruineuses et des folies fastueuses étaient, avec le régime réglementaire, les causes principales.

L'*Essai politique sur le commerce* de Melon, fut publié un demi-siècle plus tard, en 1734 [2] après l'expérience du système de Law. Le petit ouvrage de l'ancien secrétaire du Régent marque déjà un progrès notable dans les idées. Il eut un grand succès, bien qu'il ait été rédigé sans plan visible, mais il avait eu des contradicteurs puissants et cette circonstance avait contribué à le rendre populaire. Il resta longtemps le *vade-mecum* de tous ceux qui devisaient sur le commerce. C'est dans ce livre que Voltaire a puisé les opinions qu'il soutint toute sa vie, ainsi que l'a signalé M. Espinas.

Melon posait en principe que le commerce est l'échange du superflu sur le nécessaire et admettait après Boisguilbert que « la force d'un pays vient, non de ses mines d'or, non de l'argent qu'il possède », mais de « sa plus grande quantité de denrées de première

1 De 25 au degré.
2 1ʳᵉ édition. — La seconde, très augmentée, est de 1736.

nécessité ».

Il voulait que le commerce fût libre. « Le commerce ne demande que liberté et protection », telle était sa formule. Melon sentait que la réglementation et l'esprit de monopole s'opposaient au perfectionnement de l'outillage industriel. « Il a été proposé, racontait-il, de procurer à une capitale de l'eau abondamment par des machines faciles et peu coûteuses. Croirait-on que la principale objection qui, peut-être, en a empêché l'exécution a été la demande : que deviendront les porteurs d'eau ? »

Mais en même temps l'auteur de l'*Essai* comptait naïvement sur l'intervention du gouvernement pour amener l'accroissement de la population et prétendait que les variations de valeur de la monnaie sont sans importance ; il conseillait même de modifier de force cette valeur afin d'accroître le rendement des impôts par la cherté générale qui serait la conséquence de la mesure.

La cherté lui semblait désirable en tout temps non seulement pour les grains, mais pour toutes choses. « Le commerce ne peut être florissant que lorsque chacun se sert à son plus grand avantage de tout ce qui lui appartient ; si quelqu'une de ses parties est sans valeur, le propriétaire n'achète plus la denrée de son voisin, à qui cette denrée devient par là superflue. Ainsi l'avilissement de la denrée décourage le laboureur hors d'état de payer l'imposition. »

Melon avait dit pourtant ailleurs : « L'abondance ne peut être nuisible ; les hommes ne travaillent que pour donner la plus grande quantité ; comment pourrait-elle être pernicieuse ? »

Cette contradiction provenait de ce que l'ancien secrétaire du Régent était dominé par des préoccupations fiscales et par le souvenir du Système ; croyant que la valeur de la monnaie est purement conventionnelle, il s'imaginait que le Gouvernement peut assurer tout à la fois l'abondance et la cherté.

Du Tot n'eut pas de peine à prouver que les rois n'avaient jamais tiré des mutations de monnaies qu'un bénéfice apparent et bien faible en comparaison du dommage qu'ils en recevaient dans la suite et des pertes que subissait la nation. « Les monnaies, dit-il, sont l'instrument nécessaire de nos échanges réciproques et la mesure qui règle la valeur des biens échangés ; il ne faut pas plus y toucher qu'aux autres mesures [1]. »

Des ouvrages dont nous venons de parler, le *Détail de la France* est celui qui a exercé sur Quesnay le plus d'influence.

Dans la Notice abrégée des différents écrits modernes qui ont concouru en France à former la science de l'Économie politique, insérée en juillet 1769 dans les Éphémérides du Citoyen, Du Pont de Nemours, énumérant les économistes antérieure à Quesnay, n'a pas parlé de Boisguilbert, mais il s'en est excusé trois mois plus tard : « Il est bien étonnant que nous l'ayons oublié, puisqu'il est un des premiers que nous ayons lus. Son ouvrage... est singulièrement précieux par la sagacité avec laquelle l'auteur avait reconnu, ce que tout le monde ignorait de son temps, la nécessité de respecter les avances des travaux utiles et les avantages de la liberté du commerce. »

Du Pont de Nemours fit ensuite l'éloge de Boisguilbert et ajouta : « En voici assez pour réparer notre omission [2]. »

Quesnay, dans les notes des *Maximes* qui suivent le *Tableau économique* et sur lesquelles nous reviendrons, avait écrit dix ans auparavant :

« Le dépérissement d'un État se répare difficilement. Les causes destructives qui augmentent de plus en plus rendent inutiles toute la vigilance et tous les efforts du ministère, lorsqu'on ne s'attache qu'à en réprimer les effets et qu'on ne remonte pas jusqu'au principe : ce qui est bien prouvé par l'auteur du Livre intitulé le *Détail de la France* sous Louis XIV... Par une meilleure administration on aurait » pu, en un mois, augmenter beaucoup l'impôt et enrichir les sujets en abolissant une imposition destructive et en ranimant le commerce extérieur des grains, des vins, des laines, des toiles, etc. Qui aurait osé entreprendre une telle réforme dans des

---

1 Réflexions politiques sur les finances et le commerce, 1738.

2 Plus tard, dans un discours à l'assemblée des Économistes, Du Pont a dit encore (1773) : « Boisguilbert, il y a 80 ans, a saisi relativement au commerce des blés toutes les vérités que nous démontrons aujourd'hui et la plupart de celles qui ont rapport à l'impôt ; il aurait été inventeur de la science économique s'il n'eût pas cru qu'il existât des revenus d'industrie plus considérables encore que ceux des champs et s'il eût bien connu le produit net de ces derniers et s'il eût su les lois physiques de la distribution et de la reproduction des richesses. » *Correspondance du Margrave de Bade* avec Du Pont et Mirabeau.

temps où l'on n'avait plus d'idées du gouvernement économique d'une nation agricole ? On aurait cru alors renverser les colonnes de l'édifice [1]. »

Le marquis de Mirabeau, dans la *Théorie de l'Impôt*, a aussi signalé les services rendus par Boisguilbert, et, plus tard, dans l'*Éloge funèbre de Quesnay*, il a dit :
« Je commençai dans le temps mes Éloges des hommes à célébrer, par rendre justice au célèbre Boisguilbert, trop oublié de ses concitoyens volages. »

Il est donc inexact de prétendre, ainsi qu'on l'a fait, que les physiocrates et Quesnay en particulier aient méconnu ce qu'ils pouvaient devoir à l'auteur du *Détail*.

Locke a contribué aussi à instruire Quesnay, sinon directement, du moins par les extraits qu'a faits, des écrits économiques du philosophe écossais, Dupré de Saint-Maur, en tête de son *Essai sur les Monnaies* [2], où Quesnay a puisé presque toutes les données statistiques dont il a eu besoin.

Signalons seulement quelques-uns de principes contenus dans ces extraits :

« L'argent est une marchandise qui, comme toutes les autres, hausse ou baisse.

» L'intérêt de l'argent ne saurait être sur un pied toujours uniforme. Il est pourtant nécessaire de le resserrer dans certaines bornes pour permettre aux tribunaux de se prononcer quand il n'y a aucune convention entre les parties. Il faut aussi protéger la jeunesse et l'indigence contre l'usure.

» La richesse d'un État ne consiste pas à avoir plus d'argent qu'un autre, mais à en avoir à proportion plus que ses voisins et à en faire un meilleur usage.

» Il n'y a que deux voies pour enrichir un État qui n'a point de mines en propre : les conquêtes et le commerce.

» Ce n'est pas l'excellence des choses, non plus qu'une addition

---

1 Note de la maxime 24 (édition définitive). Dans la *Physiocratie*, après les mots « ce qui est bien prouvé » on lit : « pour le temps ». Les mots « en un mois » sont supprimés ; au lieu de « on n'avait plus d'idée », on lit : « l'on n'avait nulle idée ».
2 Ou Réflexions sur le rapport entre l'argent et les denrées, 1746.

ou une augmentation de valeur intrinsèque qui rend le prix des choses plus ou moins grand, mais la quantité de l'espèce à vendre comparée à la consommation qu'on en peut faire. L'air et l'eau ne se vendent point. »

III. Cantillon, D'Argenson, Forbonnais.

On a fait de Cantillon un précurseur des Physiocrates. C'est trop dire.

L'*Essai sur la nature du Commerce* ne fut publié qu'en 1755, bien qu'il eût été écrit longtemps auparavant. Gournay en recommanda la lecture à ses amis, mais il traduisit et conseilla de traduire d'autres ouvrages étrangers d'opinions très différentes. Le marquis de Mirabeau, qui possédait le manuscrit de l'*Essai*, s'en servit pour écrire l'*Ami des Hommes* ; mais le marquis n'était pas alors physiocrate.

Quant à Quesnay, il a cité l'*Essai* de Cantillon, ainsi que d'autres ouvrages récents, dans son article *Grains* ; mais il a dû rédiger son article *Fermiers* en 1755, l'année même où parut ce *Essai*.

L'ouvrage de Cantillon ne nous paraît pas d'ailleurs avoir l'importance théorique que quelques auteurs modernes lui ont attribuée.

Cantillon connaissait bien les principes admis de son temps sur la monnaie, les banques, les prix. Il a émis sur quelques questions des opinions ingénieuses ; en parlant de la formation des villes, il a entrevu les phénomènes de concentration des forces ; à propos de l'intérêt de l'argent, il a compris qu'il ne pouvait être limité par la loi. Mais les généralités qui forment la partie principale de son exposé sont d'un intérêt médiocre.

Ce qui a fait dire que l'*Essai sur le Commerce* était la source des idées physiocratiques, c'est la phrase placée au début du livre :

« La terre est la source ou la matière d'où on tire la richesse ; le travail de l'homme est la forme qui la produit, et la richesse elle-même n'est autre chose que la nourriture, les commodités et les agréments de la vie. »

Mais les conséquences que Cantillon a tirées de sa proposition première ne ressemblent nullement au système de Quesnay.

Cantillon en arriva à dire que « la multiplication ou le décroissement des peuples dépend des propriétaires ». Il prétendit que le prix des marchandises est en raison de la quantité de terre et de travail qui entre dans leur production. « Il n'y a jamais, dit-il, de variation dans la valeur intrinsèque des choses, mais l'impossibilité de proportionner la production à la consommation cause une variation journalière et un flux et reflux perpétuel dans les prix du marché. Comme ceux qui travaillent doivent subsister du produit de la terre, la valeur intrinsèque d'une chose peut être mesurée par la quantité de terre qui est employée pour sa production et par la quantité de travail qui y entre, c'est-à-dire par la quantité de terre dont on attribue le produit à ceux qui y ont travaillé. » En conséquence, puisque toutes les terres appartiennent au Prince et aux propriétaires, toutes les choses qui ont une valeur intrinsèque ne l'ont qu'à leurs dépens. « M. le chevalier Petty, dans un petit manuscrit de l'année 1685, regarde ce pair, en équation de la terre et du travail, comme la considération la plus importante dans l'arithmétique politique. »

Enfin Cantillon a avancé que plus il y a de travail dans un État, plus il est censé riche ; mais que si ce travail est appliqué à exploiter des mines l'or et d'argent ou à attirer des métaux précieux en échange de produits manufacturés, l'État est réellement riche, car ce qui semble déterminer la grandeur des États est l'existence de réserves en marchandise ou en argent pour acheter les choses nécessaires en cas de besoin.

On ne saurait voir dans ces assertions, contradictoires et non personnelles à l'auteur, l'origine des idées physiocratiques.

On a cité aussi d'Argenson comme précurseur de Quesnay. Aucun écrit de d'Argenson n'à été publié de son vivant en dehors de quelques articles donnés au *Journal économique*. Des notes de et homme estimable ont circulé en manuscrit ; ses opinions étaient connues ; on savait qu'il était hostile à la réglementation. On connaissait la formule qu'il a expliquée dans ses Mémoires : « Pour mieux gouverner, il faudrait gouverner moins... Toutes les autres nations nous haïssent et nous envient. Et nous, ne les envions point ; si elles s'enrichissent... elles nous prendront davantage de nos denrées : elles nous rapporteront davantage des leurs et de leur argent. Détestable principe que celui de vouloir notre grandeur que par l'abaissement de nos voisins ! Il n'y a que la méchanceté et la malignité du cœur de satisfaites dans ce principe et l'intérêt y est opposé. Laissez faire, morbleu ! laissez faire. ».

Mais d'Argenson opinait par sentiment ; il n'était nullement un théoricien. On pourrait avec autant ou aussi peu de raisons classer parmi les précurseurs de Quesnay tous les personnages ou écrivains qui on émis avant lui quelque idée juste sur des sujets touchant l'Économie politique. L'abbé de Saint-Pierre, tout mercantiliste qu'il fut, n'a-t-il pas dit :

« Quand il se fait une vente entre marchands, le vendeur y gagne et l'acheteur aussi, car dans un gain réciproque et réel ou apparent, ni le vendeur ne vendrait à tel prix, ni l'acheteur de son côté, n'achèterait à tel prix. »

Ce qui est incontestable, c'est qu'au moment où Quesnay écrivit pour l'Encyclopédie, un grand nombre d'ouvrages ayant bien le caractère d'ouvrages économiques furent publiés, grâce, en partie, aux efforts de Gournay.

Les meilleurs sont les Remarques sur les avantages et les désavantages de la France et de la Grande-Bretagne (1754) de Plumart de Dangeul et l'Essai sur la police des grains (1755) d'Herbert ; Quesnay les a cités dans son article Grains. Le Journal économique, fondé en 1751, avait publié aussi des traductions anglaises ou des notes d'un certain intérêt.

Les *Essais économiques* de Hume, où la théorie de la balance du commerce était battue en brèche, avaient été traduits dès leur apparition ; fort mal d'ailleurs, en 1752, par Mlle de la Chaux et en 1754 par l'abbé Leblanc [1].

Enfin dans l'*Encyclopédie* se trouvaient déjà les articles *Change* et *Commerce* de Forbonnais qui, réunis, formèrent un véritable traité [2].

Que Quesnay ait profité de ces divers ouvrages [3], c'est très pro-

---

1 Les Physiocrates ont donné des extraite des *Essais* dans le *Journal de l'agriculture*, en 1764. Hume était alors à Paris, comme secrétaire de l'ambassadeur d'Angleterre.
2 Les Éléments du commerce.
3 Baudeau, rendant compte de l'*Histoire du Droit naturel* de Hubner dans les Éphémérides du citoyen, a parlé en passant du théologien philosophe Cumberland : « Il a reconnu que le bien de tous est la souveraine loi de tous, comme le salut du peuple est celle de la société civile. Le bon évêque de Péterborough est un des plus dignes précurseurs de la *Science*. » Prenant ces mots à la lettre,

bable ; mais qu'il ait tiré ses idées « fortes et nouvelles » d'écrits parus la veille, il est impossible de l'admettre.

Nous venons de citer Forbonnais. Comme cet auteur a été le principal adversaire des physiocrates, disons dès à présent quelques mots de ses idées.

Dans l'*Encyclopédie*, il avait abouti aux conclusions ci-après :

Lorsque l'introduction des marchandises étrangères nuit à la consommation des produits manufacturés par la nation, l'État perd : 1° la valeur d'acquisition des produits étrangers ; 2° celle des salaires qu'auraient gagnés les ouvriers nationaux employés à faire des objets similaires ; 3° celle des matières premières qui aurait été tirées du sol national ; 4° le bénéfice que la circulation de toutes ces valeurs aurait procuré aux citoyens ; 5° les ressources que le prince aurait pu tirer de l'accroissement d'aisance qui en aurait été la suite.

Forbonnais admirait l'acte de navigation de Cromwell ; il louait le système des primes à l'exportation des grains adopté par l'Angleterre en 1689. Il disait aussi :

« Chaque pays et libre de créer des manufactures comme il l'entend. Libre également à lui d'établir des droits de prohibition pour les défendre. »

Lorsque se posa la question de la liberté du commerce des indiennes, il soutint contre Morellet, Abeille et Gournay le système des prohibitions

Forbonnais était donc un protectionniste, et il faut bien peu connaître ses écrits pour le représenter comme un économiste libéral, ainsi qu'on l'a fait, il y a quelques années, lors de la publication de notre volume sur Vincent de Gournay.

Il avait beaucoup plus de compétence en histoire financière qu'en économie politique. Ses *Considérations sur les finances d'Espagne* (1753) avaient été justement remarquées ; par ses *Recherches* et ses *Considérations sur les finances,* il a acquis et conservé une réputa-

des critiques modernes en ont conclu que les Physiocrates se sont inspirés de Cumberland ; il est probable qu'aucun d'eux n'a lu les écrits de ce philosophe. On avait cité avec aussi peu de raisons comme précurseurs des Physiocrates l'italien Bandini, auteur d'un *Discors economics*, reproduit dans la collection Custodi, et l'anglais Asgill, auteur, de *Several assertions proved in order to create another speces of money than gold* (1696). Le discours de Bandini composé en 1737 n'a été publié qu'en 1773 ; l'écrit d'Asgill était inconnu très probablement en France.

tion méritée.

Quesnay n'était pas un érudit en matière économique. Il avait lu, mais il avait plus encore observé et réfléchi. Selon toutes vraisemblances, « il a nourri ses idées en silence avant de les mettre au jour », ainsi que l'a dit de Lavergne, et il les a nourries en considérant les faits suggestifs qui se passaient sous ses yeux. Il chercha dans la nature ce qui n'est pas dans les livres, a dit aussi Du Pont de Nemours.

Fils de paysans de la Beauce, ayant écu longtemps dans un rayon peu éloigné de Paris, il avait pu voir les effets des famines des dernières années du règne de Louis XIV et de celle de 1723. Il avait pu constater avec quelle violence et quel arbitraire la police pourvoyait par réquisitions à l'approvisionnement de Paris. Il connaissait la misère des campagnes.

Transporté par les circonstances à Versailles, il y fut témoin de l'égoïsme des gens de cour et de l'énorme fortune des traitants ; attaché au service d'une femme qui, parce qu'elle était supérieure en beauté, se croyait apte à mener les destinées de la France ; approchant un roi trop enclin à la paresse pour agir par lui-même et des hommes d'État improvisés qui n'avaient que des vues empiriques, il put croire qu'en appliquant à la science du gouvernement la méthode dont il avait fait usage dans les sciences médicales, il pourrait exercer une bienfaisante influence.

Comme l'abbé de Saint-Pierre, logé aussi à la cour, en qualité d'aumônier de Madame, mère du Régent, il pouvait dire :

« Je n'ai fait qu'acheter une petite loge pour voir de plus près les acteurs... Je vois jouer tout à mon aise les premiers rôles et je les vois d'autant mieux que je n'en joue aucun, que je vais partout et que l'on ne me remarque nulle part. Je vois ici notre gouvernement dans sa source et j'entrevois déjà qu'il serait facile de le rendre beaucoup plus honorable pour le roi, plus commode pour ses ministres et beaucoup plus utile pour les peuples. »

Les suppositions que l'on peut faire sur les sentiments intimes de Quesnay sont confirmées par le langage que tint le marquis de Mirabeau, lorsqu'il prononça l'*Éloge funèbre* de son ami :

« Je ferai voir d'où il est parti, où il est arrivé, quel emploi il fit de ses talents, de son génie ; de sa faveur ; je dissiperai les ombres que l'envie voulut répandre sur sa carrière, en lui faisant un crime d'avoir rassuré une tête faible, effrayée, et émoussé ainsi l'arme meurtrière que l'intrigue, hideuse et toujours active, avant-courrière des crimes réfléchis et préparés, présente sous toutes les formes à toute illégitime autorité. »

Un ambitieux aurait usé de la faveur de « l'illégitime autorité » pour pousser ses amis et se pousser lui-même.Quesnay songea surtout à faire prévaloir les solutions que ses réflexions lui suggéraient, offrant le spectacle unique en son genre d'un sexagénaire [1] qui renonce aux études de toute sa vie pour se livrer à des recherches sur des sujets à peine explorés par d'autres.

Les circonstances s'y prêtaient.

La question des subsistances qui avait été, avec celle des finances, l'objet des préoccupations constantes des gouvernants au XVIIIᵉ siècle semblait devoir être prochainement résolue.

Jusque-là, on avait copié, pour, remédier aux disettes ou pour les prévenir, les mesures usitées au moyen âge. Cependant, aux temps féodaux, la réglementation n'était que locale et temporaire ; elle disparaissait avec la disette. Au XVIᵉ siècle, quand la féodalité fut à peu près détruite et les pouvoirs concentrés dans la main du roi, les légistes avaient entrepris de soumettre le commerce des grains de toute la France à un régime uniforme et permanent. Mais leurs tentatives de centralisation ne furent pas immédiatement suivies d'effet.

Sous Henri IV, grâce à l'influence de Sully, le commerce des grains fut presque libre et l'exportation des céréales favorisée.

Avec Colbert, au contraire, la réglementation avait reparu. Ses successeurs l'aggravèrent ; dans la dernière partie du règne de Louis XIV et, après la Régence, jusqu'au milieu du XVIIIᵉ siècle, elle fut à peu près permanente.

Machault, en dernier lieu réédita une ancienne prescription que le chancelier de l'Hôpital avait introduite dans les lois de son temps, dont Jean Bodin et Etienne Pasquier s'étaient moqués, et qui consistait à empêcher de planter en vignes les terres qui pouvaient être ensemencées en céréales.

L'exportation des grains était presque constamment interdite, soit

1 L'abbé de Saint-Pierre ne commença a écrire qu'à cinquante ans.

hors du royaume, soit d'une province à l'autre. Les gouvernants, sous prétexte de protéger le consommateur, écrasaient le cultivateur déjà courbé sous le poids des impôts en lui enlevant la faculté d'écouler ses produits au mieux de ses intérêts.

L'agriculture payait en réalité les frais du système mercantile. Les obstacles à la sortie faisaient tomber le prix des grains à presque rien en temps d'abondance ; le blé était jeté au fumier faute d'écoulement possible ; les paysans, sans ressources, diminuaient leur production ; l'abondance préparait la disette. Les obstacles mis à la vente des grains à l'intérieur, qui complétaient les mesures destinées à « procurer au peuple des subsistances en abondance et à bon marché , ainsi qu'il est dit dans une ordonnance royale, l'obligation, par exemple, de vendre sans pouvoir les remporter, les grains qui étaient apportés sur un marché ou mis en route pour les y amener, empêchaient en tout temps les paysans d'obtenir la rémunération normale de leurs efforts.

Le contrôleur général, Moreau de Séchelles, venait de modifier les errements administratifs.

Un arrêt du 17 septembre 1754 avait donné la liberté au commerce des grains à l'intérieur du royaume et autorisé pour une durée indéfinie les provinces du Languedoc et d'Auch à exporter des grains par les ports d'Agde et de Bayonne.

Vincent de Gournay, intendant du commerce, n'avait pas été, selon toutes vraisemblances, étranger à la réforme.

Quesnay y prit-il part ? Rien ne l'établit. Mais il reçut la noblesse en 1752 ; il était, à cette époque, déjà regardé comme un penseur ; il ne dut point rester indifférent en face d'une réforme qui répondait à ses désirs et qu'il défendit avec force dans ses articles de l'*Encyclopédie*. Nous verrons plus loin par quels procédés il s'efforça d'intéresser le roi et Mme de Pompadour aux problèmes dont il croyait avoir trouvé la solution.

IV. Article *Fermiers*. Article *Grains*.

L'idée dominante du premier des articles de Quesnay, l'article *Fermiers*, est que la production agricole ne peut exister ni sans avances préalables — c'est-à-dire sans capitaux, — ni sans gains pour le producteur, ni sans débouchés pour les produits.

Après Boisguilbert et Vauban, Quesnay montrait le paysan accablé d'impôts, écrasé sous le poids de la milice et des corvées et n'ayant pas la liberté de vendre ses récoltes où il avait intérêt à le faire.

Il comparait la grande et la petite culture. Les définitions qu'il donnait de l'une et de l'autre étaient basées sur une distinction presque puérile : l'emploi des chevaux pour le labour dans l'une, l'emploi des bœufs dans l'autre. Mais les conséquences qu'il tirait de sa comparaison étaient exactes.

Il voyait, dans la grande culture, de riches fermiers, faisant à la terre de larges avances, tirant du sol de fortes récoltes et ayant des profits convenables. Il voyait au contraire dans la petite culture de pauvres métayers qui, ne disposant comme instruments de production que du bétail fourni par leurs propriétaires, n'obtenaient que de maigres produits et restaient misérables.

Comme les fermiers riches étaient en petit nombre, la majeure partie du sol cultivable de la France était, pour ainsi dire, en friche. Quesnay attribuait cette situation fâcheuse à trois causes :

A la désertion des campagnes par les enfants des laboureurs ;

Aux impositions arbitraires qui enlevaient toute sécurité aux capitaux employés dans la culture ;

Aux gênes apportées au commerce des grains.

Certains politiques, dont, prétendait-on, le surintendant d'O, avaient posé en principe que l'indigence des campagnes était un aiguillon nécessaire pour obliger les paysans à se livrer au rude travail de la terre. En matière fiscale, la taille arbitraire semblait avoir été organisée pour empêcher les capitaux d'aller à l'agriculture ; car le cultivateur devait dissimuler ses ressources pour ne pas être frappé trop rudement par le collecteur. En matière économique, les gouvernants, songeant à protéger l'industrie et voulant assurer aux habitants des grandes villes une nourriture suffisante et à bon marché, entendaient forcer le paysan à vendre son blé à bas prix ; un grand nombre d'ordonnances royales avaient été rendues en ce sens ; on avait été jusqu'à permettre à quiconque de cultiver les terres que les laboureurs abandonnaient. Ruiné en temps d'abondance par l'abondance même, ruiné en temps de disette parce qu'alors, la hausse des prix ne compensait pas l'insuffisance des quantités, vexé en tout temps, le cultivateur réduisait peu à peu sa production. Ses enfants, pressés d'échapper à la misère, allaient peupler le villes pour d'infimes salaires.

Quesnay évaluait la production annuelle en blé à 42 millions de setiers ; il estimait, qu'avec une bonne culture, elle pourrait s'élever à 70 millions de setiers (109 millions d'hectolitres), ce qui correspond à peu près à notre production actuelle en froment, bien que notre sol fournisse encore une foule d'autres produits. Il reconnaissait que cette énorme quantité excéderait les besoins de la consommation indigène, mais il pensait que les grains non employés pourraient être exportés et qu'à la culture du blé pourrait être substitué l'élevage sur une partie du territoire, de manière à produire de la viande, à faire des laines et à avoir ainsi des éléments d'exportation.

Pour atteindre le but, il fallait donner la sécurité aux cultivateurs en réformant l'assiette de l'impôt et en rendant libre le commerce des céréales. Alors les capitaux et les hommes iraient à la culture ; la France verrait augmenter sa population, ses richesses et sa puissance.

Quesnay exagérait assurément les conséquences immédiates des réformes qu'il réclamait. ; mais il voyait clairement les causes principales qui s'opposaient, de son temps, aux progrès de l'industrie agricole.

Ses idées étaient tirées en partie de Boisguilbert mais elles étaient plus fermes, surtout quant à l'influence des capitaux sur la production.

Le premier article de Quesnay n'était qu'un essai. L'article *Grains* en fut le développement.

Les gouvernants ont voulu, dit plus nettement Quesnay, favoriser les industries de luxe en prohibant les produits étrangers ; ils ont voulu faire baisser de force le prix du blé en interdisant l'exportation des grains. Ils ne sont parvenus qu'à ruiner l'agriculture et à réduire les débouchés du commerce extérieur.

La liberté d'exportation des grains est le seul moyen d'empêcher les *non-valeurs* du blé. Grâce à elle, les prix de l'intérieur se mettent au niveau des prix du dehors, sans que, pour cela, les subsistances diminuent ; les quantités exportées sont toujours peu importantes ; elles n'atteignent au maximum que deux millions de setiers (environ 3 millions d'hectolitres).

Recherchant ensuite ce que pourraient être la production et la richesse de la France si son sol était partout cultivé en grande culture, Quesnay inséra dans son article une statistique agricole qui n'est pas dénuée d'intérêt. Il termina en posant une série de maximes où tout un plan d'administration était dressé, un plan nouveau, entièrement opposé aux principes qui avaient prévalu depuis Colbert.

Les « Maximes d'un gouvernement agricole », ainsi qu'il les a appelées, sont au nombre de quatorze et sont accompagnées d'explications plus on moins étendues [1] qui en atténuent la raideur ap-

---

1 1. Voici le texte de ces Maximes :

1) Les travaux d'industrie ne multiplient pas les richesses.

2) Les travaux d'industrie contribuent à la population et à l'accroissement des richesses.

3) Les travaux d'industrie occupent les hommes au préjudice de la culture des biens-fonds, nuisent à la population et à l'accroissement des richesses.

4) Les richesses des cultivateurs font naître les richesses de la culture.

5) Les travaux d'industrie contribuent à l'augmentation des revenus des biens-fonds et les revenus des biens-fonds soutiennent les travaux d'industrie.

6) Une nation qui a un grand commerce de denrées de son crû, peut toujours entretenir, du moins pour elle, un grand commerce de marchandises de main d'œuvre.

7) Une nation qui a peu de commerce de denrées de son crû et qui est réduite, pour subsister, à un commerce d'industrie est dans un état précaire et incertain.

8) Un grand commerce extérieur de marchandises de main-d'œuvre ne peut subsister que par les revenus des biens-fonds,

9) Une grande nation qui a un grand territoire et qui fait baisser le prix des denrées de son crû pour favoriser la fabrication des ouvrages de main-d'œuvre se détruit de toutes parts.

10) Les avantages du commerce extérieur ne consistent pas dans l'accroissement des richesses pécuniaires.

11) On ne peut connaître, par l'état de la balance du commerce entre diverses nations, l'avantage du commerce et l'état des richesses de chaque nation.

12) C'est par le commerce intérieur et par le commerce extérieur, et surtout par l'état du commerce intérieur, qu'on peut juger de la richesse d'une nation.

13) Une nation ne doit pas envier le commerce de ses voisins quand elle tire de son sol, de ses hommes et de sa navigation, le meilleur produit possible.

14) Dans le commerce réciproque, les nations qui vendent les marchandises les plus nécessaires et les plus utiles ont l'avantage sur celles qui vendent des marchandises de luxe.

parente. Ainsi la première maxime : « Les travaux d'industrie ne multiplient pas les richesses », est expliquée en ces termes :

« Les travaux d'agriculture, après avoir couvert les frais de main-d'œuvre et procuré des gains aux laboureurs donnent encore des revenus aux biens-fonds. Les travaux d'industrie couvrent les frais de fabrication et donnent des gains aux marchands, mais ils ne produisent rien au delà. »

L'erreur de Quesnay au sujet de la stérilité relative de l'industrie provenait en partie de ce qu'il faisait en quelque sorte une hiérarchie des besoins. Celui de l'alimentation étant le plus impérieux, il en concluait que la production agricole est la production la plus utile ; l'erreur s'explique à une époque où les subsistances n'étaient pas toujours suffisantes.

De là à prétendre que l'industrie est, non pas inutile, ainsi qu'on l'a fait dire si souvent aux Physiocrates, mais stérile ou non productive de richesses ; qu'elle se borne à transformer les matières premières et à en augmenter la valeur vénale par addition des frais de main-d'œuvre, sans rien créer ; que, la terre, au contraire, rend en richesses nouvelles plus que l'agriculteur ne lui donne en avances et que les richesses se multiplient à mesure que les avances faites à la terre augmentent, il n'y avait qu'un pas, que Quesnay a franchi.

C'est, d'après lui, du produit net de la terre que vient la richesse d'un pays agricole. Tout ce qui gêne la formation du produit net et l'emploi des capitaux qui en favorisent la formation, tout ce qui tend à écarter les hommes et les capitaux de l'agriculture est une cause de ruine. En même temps, Quesnay combattait résolument le système mercantile qui avait placé la source de la richesse dans la monnaie.

Il faisait remarquer, dans ses explications, que le commerce extérieur se fait en marchandises contre marchandises aussi bien qu'en marchandises contre argent ; il précisait, dans ses maximes, que la richesse d'une nation ne consiste pas dans la masse de ses richesses pécuniaires. Il montrait qu'une nation qui tirerait de son sol et de son industrie tout ce dont elle a besoin n'aurait ni commerce extérieur, ni balance du commerce, et serait néanmoins une nation riche. Il disait que les mesures dirigées contre les peuples voisins sont toujours accompagnées ou suivies de représailles et que la vente de produits à l'étranger a nécessairement pour corrélatif l'achat de produits nationaux par l'étranger.

Dès la première période de son activité économique Quesnay se montra donc libre échangiste. Il repoussait toute protection douanière pour les industries nationales, contrairement à ce que Hume semblait admettre à la même époque. Il n'en demandait pas pour le blé bien qu'il se plaignît de l'avilissement du prix des denrées. On ne se le représente nullement tel que l'a montré un critique trop plaisant : « président ou rapporteur de notre commission des douanes, proposant de nouvelles taxes douanières pour remédier à la mévente du blé où du vin ou appuyant au Reichstag allemand la motion Kanitz sur le commerce des céréales. »

Il expliquera bientôt qu'on ne peut vendre sans acheter, que l'on ne fait de commerce qu'avec les voisins riches, qu'un pays doit ouvrir ses frontières même aux voisins qui ferment les leurs.

« Tout commerce doit être libre, dit-il déjà a dans l'*Encyclopédie*, parce qu'il est de l'intérêt des marchands de s'attacher aux branches du commerce extérieur les plus sûres et les plus profitables. Il suffit au gouvernement de veiller à l'accroissement des revenus des biens-fonds, de ne point gêner l'industrie, de laisser aux citoyens la facilité et le choix des dépenses ; de ranimer l'agriculture par l'activité du commerce ; de supprimer les prohibitions et les empêchements préjudiciables au commerce ; d'abolir les péages excessifs sur les voies de communication ; d'éteindre les privilèges qui nuisent au commerce. »

Au sujet spécialement de la liberté de l'exportation des grains qui était alors en discussion, Quesnay disait que les progrès du commerce et de l'industrie marchent ensemble et que l'exportation des grains n'enlève jamais qu'un superflu, qui n'existerait pas sans elle, puisque personne n'aurait intérêt à le faire naître en l'absence de débouchés possibles, qu'elle entretient ainsi l'abondance et augmente les revenus du royaume.

Il ajoutait : L'accroissement des revenus augmente la population en permettant d'augmenter la consommation ; où il y a des dépenses, il y a des gains, où il y a des gains, viennent les hommes. Ainsi par des moyens très simples, un souverain peut faire dans ses propres États, des conquêtes bien plus avantageuses que celles qu'il entreprendrait sur ses voisins.

Revenant enfin sur les réflexions qu'il avait présentées dans l'article *Fermiers*, il insistait sur l'utilité de l'emploi des capitaux dans la culture. « La mauvaise culture exige beaucoup de travail, mais faute des dépenses nécessaires, ce travail est infructueux. Le laboureur succombe et les bourgeois imbéciles attribuent ses mauvais succès à la paresse ; ils croient qu'il suffit de labourer la terre pour la faire produire ! »

Au sujet du rôle du gouvernement, il disait aussi :

« On s'imagine que le trouble que peut causer le gouvernement dans la fortune des particuliers est indifférent à l'État, parce que, si les uns deviennent riches aux dépens des autres, la richesse existe également dans le royaume. Cette idée est fausse et absurde ; car les richesses ne se soutiennent pas elles-mêmes ; elles ne se conservent et ne s'augmentent qu'autant qu'elles se renouvellent par leur emploi dirigé avec intelligence. »

Grimm a traité les articles de Quesnay d'obscurs et de louches. Grimm était incapable de les comprendre. Ils ont contribué plus que nul autre écrit à la chute du mercantilisme et du colbertisme. Leur auteur semble avoir voulu réfuter les opinions restrictives exposées dans l'Encyclopédie même par Forbonnais. Malgré les erreurs qu'il a commise, il a atteint son but.

V. Articles inédits : Hommes, Impôts, Intérêt de l'argent.

Quesnay, avons-nous dit, avait préparé d'autres articles. Du Pont de Nemours a écrit à ce sujet en 1767 dans les *Éphémérides du Citoyen* :

« M. Quesnay avait aussi composé les mots : *Intérêt de l'argent, Impôt, Hommes*. Mais lorsque le Dictionnaire a cessé de se faire publiquement et sous la protection du Gouvernement, il n'a pas cru devoir continuer d'y concourir. Il a gardé ses manuscrits qui sont présentement entre nos mains et dont nous n'avons sûrement pas envie de frustrer nos compatriotes qui connaissent aujourd'hui le prix et l'utilité des écrits de ce genre mieux qu'ils ne le faisaient en 1757. »

La promesse de Du Pont de Nemours n'a été tenue que pour l'*In-*

térêt de l'argent. Ainsi que nous l'avons déjà dit, le travail qui fut inséré à ce sujet dans le *Journal de l'Agriculture, du Commerce et des Finances* devait ressembler beaucoup à celui qui avait été préparé pour l'Encyclopédie, s'il n'était pas ce travail même.

Quesnay admet dans le *Journal de l'Agriculture,* la légitimité du prêt à intérêt ; mais partant de l'idée que la terre seule donne un revenu net et que l'argent ne peut rien produire par lui-même ; il prétend que le taux de l'intérêt ne doit pas dépasser sans injustice le revenu qu'il serait possible de tirer d'un bien-fonds avec l'argent prêté, que le taux du revenu foncier est le taux naturel de l'intérêt de l'argent, et que ce dernier doit être réglementé. Quesnay trouve contradictoire d'admettre, d'une part, que l'intérêt peut librement varier et, d'autre part, que des rentes à long terme et à taux fixe peuvent être constituées. Il estime enfin que les emprunteurs ne sont pas placés, pour conclure un contrat de prêt, dans une situation aussi favorable que les prêteurs.

Lorsque le taux de l'intérêt dépasse le taux naturel, affirme-t-il, l'excédent est payé par la nation ; c'est là un abus dangereux, surtout quand l'État est l'emprunteur, car la nation supporte alors un fardeau qui excède ses forces.

Quesnay suivait les idées réglementaires le Locke ; en condamnant les emprunts d'État à longue durée, il pensait sans doute, comme Vincent de Gournay [1], que les charges des emprunts déjà contractés pouvaient et devaient être réduites par voie de conversion.

En publiant les *Observations* de son maître, Du Pont de Nemours ajouta cette note énigmatique : « Nous souhaitons que cet ouvrage s'attire une réplique beaucoup plus que nous ne l'espérons. » La réplique, ou plutôt la réfutation, est venue plus tard ; elle est contenue dans le travail de Turgot sur l'usure [2].

Lorsque Du Pont de Nemours a dans sa *Notice abrégée* fait le résumé des divers ouvrages publiés par les Physiocrates, il a dénaturé quelque peu les vues de Quesnay ; lorsqu'il a réuni dans la *Physiocratie* les articles donnés par ce dernier au *Journal de l'Agriculture, du commerce et des Finances,* il n'a pas reproduit les *Observations relatives à l'intérêt de l'argent.*

1 Voir à ce sujet *Vincent de Gournay.*
2 Mémoire sur les prêts d'argent, 1770.

De ces petits faits qui se sont passés sous les yeux de Quesnay, on peut induire, ainsi que nous l'avons déjà fait ailleurs [1], que le docteur avait renoncé à ses idées réglementaires. C'est un exemple des modifications qu'ont subies peu à peu les opinions physiocratiques sous l'influence des divers membres de l'école.

Ce serait, en effet, une erreur de croire que leur système soit sorti tout formé du cerveau de son fondateur Quesnay. Il a été constitué peu à peu, il a été présenté au public peu à peu, tant par le maître que par ses élèves, dans des articles, dans des brochures, dans des livres, avec des modifications successives. Quesnay a profité des recherches et des réflexions de ses amis et aussi de ses adversaires : ses disciples ont apporté des amendements et des compléments à ses doctrines, chacun contribuant à l'œuvre commune avec les tendances particulières de son esprit. Aussi ces doctrines ne coïncident-elles pas dans le détail quand on les prend dans des auteurs différents ou à des dates différentes, soit tout à fait à leur naissance, soit en 1767 dans la *Physiocratie*, soit en 1775 au lendemain de la mort de Quesnay et à la veille de la publication de la *Richesse des nations* d'Adam Smith, soit ultérieurement, chez les publicistes de plus en plus rares, qui restèrent fidèles au système.

L'existence de l'article *Hommes* à la Bibliothèque nationale a été signalée par M. le Dr Bauer de Vienne, il y a quelques années [2]. Le manuscrit est d'un copiste ignorant ; le texte est souvent obscur ; c'est une ébauche non revue par l'auteur. On y trouve pourtant des réflexions intéressantes, dont voici le résumé :

« Les hommes font la puissance des États ; les besoins multiplient les richesses ; car sans besoins, il n'y aurait pas de consommations et, sans consommations, la production serait sans objet. Les richesses sont les revenus et non la masse pécuniaire. Si l'Angleterre a de revenus égaux à ceux de la France, elle est plus riche, puisqu'elle est moins étendue et moins peuplée.

---

1 Du Pont de Nemours et l'École Physiocratique.

2 *Auf Grund ungedrucker Schriften François Quesnays*, 1890. — Le manuscrit, généralement dénué d'orthographe, est porté au catalogue de la Bibliothèque sous la rubrique : *Économie politique par Quesnay* (acquisitions nouvelles n° 1900) avec la mention : « Ce manuscrit est tiré de la bibliothèque de Théophile Mandar ». Mandar était publiciste sous la Révolution ; son frère a donné son nom à une rue de Paris.

» La population française a considérablement diminué depuis le milieu du XVIIᵉ siècle ; les guerres ont détruit un grand nombre d'hommes et supprimé les générations qu'ils auraient fait naître. La milice, conséquence des armées permanentes, a réduit la population des campagnes. L'intolérance religieuse a chassé les hommes du territoire. Le bas prix des denrées, le défaut de capitaux dans la culture et la misère du bas peuple ont arrêté la production agricole.

» On a voulu avoir de puissantes armées de terre et on a négligé la marine, qui aurait favorisé la navigation commerciale. Les vendeurs ont besoin d'acheteurs ; les uns et les autres sont acheteurs et vendeurs.

» On s'est imaginé que le commerce devait être réservé aux nationaux ; ce monopole n'a été suggéré que par l'intérêt particulier des commerçants. Ce n'est pourtant pas le moyen d'assurer le débit dés productions que d'interdire l'entrée des ports aux étrangers !

» On a voulu que les subsistances soient abondantes, et on a empêché l'exportation des produits du sol. Or, l'abondance sans gains pour le producteur engendre la misère et amène la dépopulation. L'accroissement du nombre des hommes est incompatible avec l'absence de richesses, avec l'absence de sûreté pour les biens et de liberté pour les personnes.

» L'abondance n'est profitable que si les prix de vente couvrent les frais de production. C'est l'aisance et non la misère qui est l'aiguillon du travail ; c'est l'aisance qui encourage les hommes à avoir des enfants qui leur succéderont dans leurs professions.

» L'argent n'est pas la richesse ; c'est le moyen de se procurer des richesses qui ont le même pouvoir d'achat que l'argent. Pour s'enrichir, il ne faut pas chercher à prendre l'argent de ses voisins, à leur vendre cher quelques marchandises de luxe pour leur acheter cher, en échange, quelques autres marchandises ; il faut leur vendre des produits an prix réel, au prix fondamental.

» Quel et ce prix ? C'est celui qui s'établit chez les diverses nations, quand le commerce extérieur est libre, d'après ce qui est moyennement nécessaire pour couvrir les frais de production. Quand le commerce est gêné, les prix tombent en temps d'abondance au-dessous de ces frais ; en temps de disette, ils ne montent pas assez haut pour être rémunérateurs. Il n'y a pas compensation d'une année à l'autre pour les acheteurs qui consomment toujours la même quantité. Il n'y en a pas non plus pour les producteurs dont les quantités à vendre subissent d'énormes variations.

» En conséquence, sans liberté commerciale, les richesses diminuent et la population décline, car son accroissement dépend de l'accroissement des richesses, c'est-à-dire du bon empli des hommes et du bon emploi des richesses.

» Les hommes produisent les richesses non pas avec leurs bras, mais avec un travail intelligent et utile ; et le travail n'acquiert cette double qualité que si les hommes sont déjà dans l'aisance. Il ne faut pas comprendre dans la population profitable à l'État les familles en *non-valeurs* ; les hommes, comme les terres, tombent en friche, lorsqu'ils sont épuisés.

» Les richesses proviennent, en somme, de deux sources : du sol d'où les tire le travail humain et de l'échange qui permet de vendre les produits du sol pour obtenir les moyens de satisfaction qui font défaut. L'agriculture et l'échange sont donc les occupations les plus profitables.

» Les autres occupations ne créent pas de richesses. Ce qui ne veut pas dire que ces occupations soient toutes inutiles ; les seules inutiles sont celles qui, comme l'agiotage, font simplement passer les richesses d'une main dans une autre.

» La suppression des gênes apportées à l'agriculture et à l'échange des produits agricoles contre d'autres produits, doit être le but des efforts des gouvernants. En protégeant les manufactures de luxe, en mettant des obstacles au commerce des subsistances pour en assurer l'abondance, on a diminué la valeur des subsistances, on a poussé lés hommes vers des travaux non profitables, on les a ruinés. »

On voit, d'après ce résumé [1], que Quesnay reprenait sous une forme nouvelle, les idées exposées dans ses articles *Fermiers* et *Grains*. An sujet de la population, il répondait è h thèse contenue dans l'*Ami des hommes* dont la publication était récente et dont il ne connaissait peut-être pas encore l'auteur. Mais il exagérait, car si

1 Une table analytique placée à la fin du manuscrit porte : « État de la population en France depuis 1600 jusqu'à 1760. » Cette table ressemble beaucoup à celles qui terminent les ouvrages médicaux de Quesnay et qui sont attribuées à Hévin. Elle peut avoir été faite après la rédaction de l'article qui doit être antérieur à 1760.

la misère nuit à l'accroissement du nombre des hommes en détruisant prématurément les individus déjà nés, l'aisance, compagne de la prévoyance, empêche aussi cet accroissement en arrêtant la natalité.

L'article *Impôts* est plus précis que l'article *Hommes* ; la copie que l'on en possède est meilleure ; les notes dont Turgot l'a illustrée sont précieuses.

« L'impôt doit, d'après Quesnay, être prélevé « sur les richesses annuelles de la nation ». Que sont ces richesses ? Ce ne sont pas les richesses pécuniaires qui sont aux mains des financiers et qui en imposent par leur importance ; elles ne produisent rien ; l'argent n'engendre pas l'argent ; elles ne sont qu'un prélèvement, souvent abusif, sur la richesse circulante. Les revenus tirés des rentes, des loyers des maisons, des prêts de toute sorte ne sont pas non plus de véritables richesses ; ce sont des dettes annuelles payées à des propriétaires ou à des prêteurs. Quant aux revenus de l'industrie, ils ne servent qu'à couvrir les frais de production des objets fabriqués. De même, les revenus employés par les cultivateurs pour payer les frais de culture ne sont pas des richesses. Le seul revenu réel est celui qui reste quand tous les frais de production sont soldés ; c'est le revenu net des biens-fonds, qui est remis aux propriétaires du sol et qui ne correspond à aucun travail ; les propriétaires doivent le rendre à la nation, soit en achetant des consommations, soit en fournissant au prince les sommes nécessaires pour alimenter les services publics.

» Mais le revenu net réel n'est pas l'excédent du prix effectif de vente des denrées sur la dépense faite pour le produire, attendu que le prix de vente est souvent rendu factice par des taxes ; il n'est réel que s'il résulte de la libre concurrence internationale.

Plus le prix réel des denrées est élevé, plus la nation a de revenu vrai. Il ne faut donc pas mettre d'obstacles au commerce extérieur, ni prélever des impôts qui viennent directement ou indirectement majorer les prix par d'énormes frais de perception. Le commerce doit être libre ; les taxes de tout genre doivent être remplacées par des impôts directs sur le produit net ; les fermes générales doivent être supprimées.

Telle est, réduite à sa plus simple expression, la thèse de Quesnay.

Bien loin de vouloir, comme le font les agrariens, surélever le prix du blé pour enrichir les propriétaires, il entendait taxer ceux-ci qu'il regardait économiquement comme inutiles. Ses erreurs ne sont point protectionnistes ; ce qu'il recherchait, c'était le développement de la richesse générale. Il voyait le but à poursuivre et ses réflexions sur la mesure du revenu annuel sont dignes d'attention ; mais il se trompait sur les moyens fiscaux à employer, parce que, d'une part, il ne se rendait pas un compte exact des phénomènes d'incidence, et d'autre part parce qu'il croyait que la rente du sol est fournie *par la nature*, ainsi que le marquis de Mirabeau l'a dit nettement dans la *Théorie de l'Impôt*, en *pur don*, ainsi que l'a dit ensuite Turgot.

Pas plus d'ailleurs que dans ses autres articles, imprimés ou inédits, Quesnay n'a donné à son système, dans l'article *Impôts*, une forme définitive ; il cherchait encore sa voie. C'est ainsi que, tout en posant les bases de l'impôt territorial unique, il acceptait des impositions « sur les négociants et sur les artisans ». « Quesnay s'est rectifié », a mis Turgot dans ses notes manuscrites sur cet article.

LE TABLEAU ECONOMIQUE

I. Quesnay et Marmontel. — II. L'*Ami des hommes*. — III. Les *Questions intéressantes sur la population*. — IV. Le *Tableau économique*. — V. Les Éditions successives du *Tableau*. — VI. Objet du *Tableau*. — VII. Les *Maximes*. — VIII. Commentaire des *Maximes*.

I. Quesnay et Marmontel.

L'attentat de Damiens, qui servit de prétexte pour arrêter le mouvement philosophique, fit sortir un moment Louis XV de son indifférence coutumière et persuada à Mme de Pompadour qu'elle avait mieux à faire que de s'occuper de bagatelles. Profitant de cette disposition d'esprit, Quesnay entreprit de faire prévaloir auprès du Gouvernement les vues qu'il avait exposées dans l'*Encyclopédie*.

Il avait alors pour élève, ou soi-disant tel, Marmontel qui l'écoutait sans conviction, avec l'espoir d'utiliser son crédit.

Un Irlandais, du nom de Patullo, venait de faire un petit *Essai sur l'amélioration des terres* [1], qu'il voulait dédier à Mme de Pompadour. Quesnay trouva l'épître maladroite et pria Marmontel de la refaire. L'auteur des *Contes moraux* se tira habilement de sa mission et introduisit dans l'*Épître* un résumé élégant de la doctrine économique du docteur, un résumé à l'usage des dames. On y lit :

« Parmi les arts qui ont ressenti les effets de votre protection, vous avez distingué l'agriculture comme le plus intéressant et le plus négligé de tous... Le ciel, en vous donnant une âme élevée et bienfaisante, proportionna vos lumières à vos sentiments ; vous aimez le bien de l'humanité et vous le voyez dans ses grands principes. Les arts même que l'on nomme agréables ont dû surtout l'accueil qu'ils ont reçu de vous à leur utilité politique, à leur liaison cachée, mais intime, avec les premières causes d'un règne heureux et florissant.

[1] 1758, in-12. Plusieurs fois réimprimé et traduit à l'étranger. Du Pont (*Notice abrégée*) met par erreur le livre à l'année 1759. Barbier l'a attribué faussement à Quesnay ; Marmontel parle, dans ses Mémoires, de Patullo.
Barbier attribue tout aussi faussement à Quesnay l'*Essai sur l'administration des terres*, 1759 (par Bellial des Vertus, d'après le privilège). On rencontre dans cet ouvrage des phrases telles que celle-ci : « La véritable richesse d'un État consiste dans le nombre de ses habitants. » L'auteur dit qu'il a séjourné dans le Poitou en 1740. Il est inconnu. (*Correspondance littéraire*, 1er octobre 1759.) Sur le dos de l'exemplaire de la Bibliothèque nationale, quelqu'un a mis le nom de Quesnay ; de là probablement l'erreur de Barbier que M. de Lavergne a depuis longtemps relevée.

Si telles ont été vos vues sur des arts de simple décoration, de quel œil considérerez-vous cet art de premier besoin ; cet art, le nourricier des arts et qui les tient tous à ses gages... On ne peut sans étonnement comparer l'importance de l'agriculture avec l'abandon où elle est réduite...

» Ce sont les richesses du laboureur qui produisent les riches moissons. Il n'y a point de secret pour fertiliser les campagnes, sans des travaux qui les préparent, sans des troupeaux qui les engraissent, sans des bestiaux qui les labourent, sans un commerce facile et avantageux qui assure au laboureur la récompense de ses soins, la rentrée de ses fonds et un bénéfice proportionné aux risques de ses avances.

» Que n'est-il permis, Madame, de développer à vos yeux ces idées élémentaires de l'économie politique ? Vous verriez les produits de la terre se diviser dans les mains du laboureur en frais de culture et en revenus ; les frais se distribuer aux habitants de la campagne ; les revenus se répandre, par les dépenses des propriétaires, dans toutes les classes de l'État. Vous verriez ces mêmes richesses, après avoir animé le commerce, la population, l'industrie, retourner dans les mains du cultivateur, pour être employées à la reproduction. Vous reconnaîtriez que c'est à la plénitude de ce reflux périodique des revenus de l'État vers leur source qu'on doit attribuer leur renouvellement perpétuel et que c'est à cette circulation ralentie, interrompue ou détournée qu'on doit attribuer leur épuisement. Mais ces détails seraient superflus pour qui embrasse le système du bien public dans tous ses rapports et dans toute son étendue. Il vous suffit d'être pénétrée de ce grand principe de Sully :

» Que les revenus de la nation ne sont assurés qu'autant que les campagnes sont peuplées de riches laboureurs ; que le dons de la terre sont les seuls biens inépuisables ; et que tout fleurit dans un État où fleurit l'agriculture. »

La citation de Sully était apocryphe ; mais l'épître produisit un très bon effet. Quesnay en fut enchanté ; Mme de Pompadour en la lisant versa des larmes [1]. On les versait alors facilement.

---

1 Marmontel, *Mémoires*. — Du Pont de Nemours *Sur les Mémoires de Marmontel*.

II. L'Ami des hommes.

Dans le courant de l'année précédente Quesnay avait fait la connaissance du marquis de Mirabeau, qui venait de publier les trois premières parties de l'*Ami des Hommes* ou *Traité de la Population*. L'édition de cet ouvrage, datée de 1756, n'avait été distribuée qu'au printemps de 1757. Un exemplaire en ayant été envoyé à Quesnay [1] ; il écrivit sur une marge :

« L'enfant a tété de mauvais lait ; la force de son tempérament le redresse souvent dans les résultats, mais il n'entend rien aux principe. » Le mauvais lait venait surtout de l'*Essai sur le commerce* de Cantillon dont, nous l'avons dit, Mirabeau possédait le manuscrit depuis longtemps.

L'*Ami des hommes* eut un énorme succès [2]. L'auteur écrit comme Montaigne et pense comme Montesquieu, disait-on. L'ouvrage était pourtant très mal ordonné, et il était écrit dans ce style que l'auteur a défini lui-même, « un style fait en écailles d'huîtres et si surchargé de différentes couches d'idées qu'il aurait besoin d'une ponctuation faite exprès pour le débrouiller [3] ». Mais le livre était amusant quelquefois, intéressant d'autres fois.

Mirabeau voulait prouver que la multiplication des hommes n'est jamais nuisible et il fut plus conséquent avec lui-même que beaucoup de partisans de l'accroissement d la population, car il eut onze enfants.

« Combien de gens voudraient soutenir, demandait-il, attendu qu'ils tiennent dans l'État le haut bout, que l'homme est plus heureux étant au large comme on est aujourd'hui que s'il se trouvait serré par ma nouvelle peuplade !

» La mesure de la subsistance est la mesure de la population », affirmait-il, et par subsistance, il entendait la nourriture, les commodités et les douceurs de la vie.

» Plus vous avez d'hommes, concluait-il, plus vous faites rappor-

---

1 C'est le 2 mai 1757 que Mirabeau en envoya un exemplaire à son amie, la comtesse de Rochefort ; c'est à peu près à la même époque qu'il dut en faire remettre un à Quesnay, car il parle pour la première fois de celui-ci à son frère le bailli dans une lettre du 29 juillet et il en parle comme d'une nouvelle conquête. — Loménie, *les Mirabeau*.
2 Il rapporta 85.000 francs aux libraires.
3 Lettre à Longo, 28 août 1777, dans Lucas Montigny.

ter à la terre et plus vous la peuplez. Partout où il y a des hommes, il y a des richesses. « Tant vaut l'homme, tant vaut la terre, dit un proverbe bien sensé ; il s'ensuit de là que le premier des biens, c'est d'avoir des hommes et le second de la terre. »

La thèse était banale ; les arguments parfois contradictoires ; mais le livre était émaillé d'une foule de hors-d'œuvre présentés avec originalité, quoique dans une langue archaïque, — « marotique », disait Quesnay. En économie politique, Mirabeau avait encore moins d'érudition que le docteur et il ne remédiait pas toujours par la pénétration l'insuffisance de ses connaissances.

Dans la seconde partie de l'ouvrage, des paradoxes à peine reliés entre eux s'accumulaient sur les finances, la justice, le Gouvernement, les mœurs, la religion, le luxe, la centralisation, la dette publique, l'intérêt de l'argent.

Dans la troisième, supérieure aux deux autres, Mirabeau traitait de l'échange dont il avait bien saisi les effets. Au sophisme de Montaigne : « Le profit de l'un fait le dommage de l'autre », il opposait le principe : « Nul ne perd que l'autre ne perde : » Il observait que si l'Angleterre était brusquement réduite à la situation misérable de la Corse, ce serait un malheur pour l'humanité. Et il condamnait les prohibitions commerciales, « invention plate et absurde », ainsi que la réglementation du commerce des grains, « autre invention damnable ».

Allant enfin au devant des accusations d'internationalisme qui sont adressées en tous temps aux partisans de la liberté commerciale, il déclarait que « l'amour de la patrie est plus que compatible avec l'esprit de fraternité ».

Les sentiments humanitaires dont le marquis faisait ainsi étalage, malgré ses instincts aristocratiques, avaient contribué au succès de l'ouvrage. Voltaire toutefois ne fut pas séduit : « L'Ami des hommes, ce M. de Mirabeau qui parle, qui décide, qui tranche, qui aime tant le Gouvernement féodal, qui fait tant d'écarts, qui se blouse si souvent, ce prétendu ami du genre humain n'est mon fait que quand il aime l'agriculture [1]. »

Quesnay ne pouvait accepter le point de départ de l'*Ami des Hommes*. Il estimait que l'accroissement du nombre des hommes

[1] Lettre à Cideville, 26 novembre 1758.

peut augmenter la puissance militaire des États, mais n'en augmente pas nécessairement la richesse. Néanmoins, comme il avait trouvé dans les développements du livre des idées conformes aux siennes, au sujet de l'agriculture et de échanges, on conçoit qu'il ait voulu connaître Mirabeau qui, de son côté, par ambition personnelle [1] ou fraternelle, devait désirer d'entrer en relations avec le médecin de Mme de Pompadour.

Quesnay fit prier l'auteur de venir le voir à Versailles ; dans l'entrevue qui fut chaude, il lui déclara qu'il avait mis la charrue devant les bœufs et que les écrivains dont il s'était servi étaient des sots. Mirabeau se rebiffa, puis, dans une nouvelle entrevue, le soir même, il s'inclina devant la supériorité du sarcastique docteur.

Celui-ci reconnaissait au fond que l'*Ami des Hommes* avait du mérite. Lorsqu'il en parla au frère de Mirabeau, il fut beaucoup moins sévère que lorsqu'il s'était adresse au futur disciple :

« Je vois bien qu'il va un train de chasse sans regarder derrière lui ; il fait bien, car il n'y a pas un mot à ôter dans son livre. »

L'ouvrage fut remis à Mme de Pompadour ; Mirabeau eut la naïveté de demander à Quesnay si la favorite l'avait lu. « Elle l'a sur sa table, répondit, celui-ci, mais cela est un peu abstrait pour les dames. » Mme de Pompadour n'en déclara pas moins, lorsqu'elle en eut l'occasion, que l'*Ami des hommes* avait fait beaucoup d'honneur à son auteur.

Les deux hommes ne tardèrent pas à se lier intimement. Ils se ressemblaient peu pourtant : Mirabeau, jeune encore [2], avait l'imagination et l'exubérance méridionales, les allures et les sentiments aristocratiques ; Quesnay, sexagénaire, avait le ton du médecin aux origines paysannes, et des « instincts subordonnés ».

Mirabeau se mit néanmoins à sa remorque, le copia, le prit pour correcteur, travailla avec lui pendant de longues années sans ap-

1 Il écrivit à son frère le 23 octobre 1759 : « Mes principes sont qu'en fait de chose publique, il faut la preuve ou rien. Mes conditions dans le cas où ils voudraient s'y frotter, ce qui n'est guère probable, car il n'est pas juste qu'ils se donnassent des cochers qui les fouetteraient, serait : 1° que tu fusses à ta place (c'est-à-dire au ministère de la marine) ; 2° que j'eussse la place de surintendant avec pouvoir absolu dans cette partie, n'ayant à traiter qu'avec le maître seul, ou supposé qu'il voulût un tiers, avec Monsieur le Dauphin. »

2 Quesnay était de 20 ans plus âgé. Le marquis de Mirabeau est né, en effet, à Pertuis en Provence, en 1715.

porter beaucoup de vues tirées de son domaine propre à l'œuvre commune.

Mais se mettre « docilement aux pieds d'un autre », se traiter « en jouvenceau quand on a quarante-deux ans », étouffer sa vanité lorsqu'on a publié un livre applaudi, faire profiter de la popularité qu'on a conquise un homme que l'on connaît à peine et qui vous a reçu avec des bourrades est un sacrifice peu commun. Mirabeau l'accomplit sans réticences, donnant à Quesnay le titre d'homme de génie, allant ensuite jusqu'à l'appeler « le Sage par excellence, l'auteur et l'inventeur de la science, le Confucius de l'Europe, l'aigle audacieux sous les ailes duquel les plus grands hommes se cachent comme des roitelets [1] ».

Quesnay, qui ne pouvait écrire publiquement, avait besoin de disciples. Il encouragea Mirabeau, comme il avait encouragé Marmontel, non sans administrer de temps en temps à son nouvel élève des coups de férule.

De son écriture rapide, serrée, formée de longues pattes de mouches et pénible à déchiffrer, le Marquis couvrait le papier sans arrêt, ayant quelquefois de la verve, mais rencontrant rarement la précision sur son chemin. Il envoyait copie de ses élucubrations à Quesnay qui révisait le texte ou remplissait les marges d'additions et de critiques, avec une petite écriture droite, ferme, lisible. Le docteur économisait la place et mettait quelquefois ses observations sur des bouts de papier ; l'un d'eux est une bande de la *Gazette de France* à son adresse [2].

On y trouve des réflexions, telles que celles-ci :

« Tout ceci est vague et instruit fort peu. — Le morceau est bien étoffé, mais j'en redoute la longueur. Il est même arrangé dans un ordre inverse. — Quoique ce morceau soit un peu errant, la masse en est bonne... mais cela est bien long... »

« Vous êtes franc et généreux sur les autres États, pourquoi laisser apercevoir de l'intérêt et du faible pour la noblesse ? Voulez-vous la rendre honorable, ne parlez que de ses devoirs et non de son état et de ses droits. Mais ne les bornez pas à la valeur militaire ; le courage n'est qu'une des vertus cardinales ; séparé des autres ce

---

1 Précis de l'ordre légal.
2 Archives nationales : Papiers de Mirabeau.

n'est qu'une vertu instrumentale. La vertu générale du noble est le zèle patriotique en tout genre et éclairé sur le bien de l'État. »

La collaboration des deux hommes commença dès qu'ils furent en relations. Tout ce qui a été publié depuis lors par Mirabeau porte trace de la griffe de Quesnay [1].

Ainsi, la quatrième partie de l'*Ami des hommes* parue en 1758 [2], avec la réédition du *Mémoire sur les États provinciaux* (publié pour la première fois en 1750), renferme un *Dialogue entre le surintendant d'O* et l'auteur, une *Introduction* au *Mémoire* et des *Réponses aux Objections* [3] qui avaient passé sous les yeux de Quesnay. Elle se termine par un opuscule auquel celui-ci avait collaboré : les *Questions intéressantes sur la populations, l'agriculture et le commerce*, destinées aux Académies et Sociétés savantes pour obtenir les renseignements statistiques sur l'agriculture. Ces questions avaient été préparées par un nommé Marivelt dont on ne sait rien d'autre, et augmentées par Quesnay qui y avait ajouté des interrogations sur des sujets d'économie politique pure sous une forme telle que les réponses y étaient contenues, à la manière de Berkeley.

III. Les Questions intéressantes sur la population.

Arrêtons-nous un instant sur ces *Questions intéressantes*. Elles visent le climat des provinces, la culture des terres, la population les grains, le bestiaux, la culture industrielle, la vigne, l'arboriculture et les forêts, la navigation, les usages locaux, le commerce des denrées, la population urbaine, enfin les richesses.

Toutes sont conformes aux idées exposées par Quesnay dans l'*Encyclopédie*, mais ont en général un aspect plus théorique. Citons les suivantes :

« M. de Colbert qui avait cru que la culture des terres pouvait

1 Mirabeau l'a reconnu : « Le principes de ma science ne sont point moi, j'avais plus de quarante ans quand je les ai adoptés et il me fallut pour cela faire sauter à mon amour propre la barrière du désaveu de l'ouvrage auquel je dois ma célébrité et mon nom public, courber le front sous la main crochue de l'homme le plus antipathique à ma chère et natale exubérance, le plus aigre aux disputes, le plus implacable à la résistance, le plus armé de sarcasme et de dédain. » Dans les démêlés qu'il eut avec sa femme ; celle-ci ou ses conseils publièrent que Quesnay était le véritable auteur des ouvrages du Marquis.

2 Après l'*Essai* de *Patullo*, ainsi qu'il résulte d'une note de l'*Ami des hommes*.

3 Du Financier citoyen.

se soutenir sans le commerce extérieur des grains, en aperçut lui-même le dépérissement ; mais trop prévenu en faveur du commerce de marchandises de main-d'œuvre, il était persuadé que la nation serait dédommagée par ce commerce postiche de petite mercerie qui nous a si longtemps séduit, qui ne peut être une ressource que pour de petits États maritimes bornés à un petit territoire, et qui nous a fait perdre de vue le commerce de propriété ou des denrées du crû que M. de Sully regardait avec raison, il l'a prouvé par les succès de son ministère, comme le commerce essentiel d'un grand royaume situé avantageusement pour la navigation...

» Dans un État, tout se réduit à l'homme et à sa conservation ; sa conservation consiste dans sa défense et dans sa subsistance. Sa subsistance consiste dans les biens qui lui sont nécessaires pour exister et ceux dont il peut jouir pour sa conservation et pour son bonheur...

» Les biens sont ou gratuits ou commerçables. Les biens gratuits sont ceux qui sont surabondants et dont les hommes peuvent jouir partout et gratuitement ; tel est l'air que nous respirons, la lumière qui nous éclaire, etc. Les biens commerçables sont ceux que les hommes acquièrent par le travail et par échange ; c'est ce genre de biens que nous appelons richesses, parce qu'ils ont une valeur vénale, relative et réciproque les uns aux autres et en particulier à une espèce de richesse que l'on appelle monnaie, qui est destinée à représenter la valeur vénale de toutes les autres richesses...

Si la monnaie formait la richesse des nations, il serait facile à un souverain d'enrichir son royaume ; il pourrait, avec celle qu'il tire annuellement de ses sujets, acheter de la matière d'argent et la faire monnayer...

» S'il serait avantageux de distribuer les terres aux paysans, pour les cultiver par le travail des bras, ou s'il est plus profitable qu'elles soient affermées à de riches fermiers qui les font labourer par des animaux et qui ont les bestiaux nécessaires pour se procurer les fumiers?... Ne doit-on pas préférer les manières de cultiver qui épargnent les travaux des hommes, qui coûtent moins de frais et qui procurent plus de productions et plus de profit, ou plus de richesses dans l'État ? N'en est-il pas de même de tous les ouvrages qui peuvent s'exécuter avec le moins de travail d'hommes et moins de frais?...

» S'il est vrai que les écoles soient nuisibles dans les campagnes ; s'il ne faut pas que les enfants des fermiers et de ceux qui exercent le commerce rural, sachent lire et écrire pour s'établir dans la profession de leurs pères, pour pouvoir mettre de l'ordre et de la sûreté dans leurs affaires et dans leur commerce et pour lire les livres qui peuvent étendre leurs connaissances sur l'agriculture ?...

» Si on doit éviter d'acheter de l'étranger dans la crainte qu'il n'enlève notre argent ; si nous ne devons avoir avec l'étranger qu'un commerce actif pour enlever son argent, ou s'il est plus avantageux pour le progrès de notre commerce et pour faciliter le débit des denrées de notre crû d'entretenir avec les étrangers un commerce réciproque ?...

» Si de deux royaumes, l'un était plus peuplé et si l'autre avait à proportion plus de revenu, toutes choses étant d'ailleurs égales, quel serait le plus puissant ? N'y aurait-il pas plus d'aisance dans l'un de ces royaumes et plus de besoin dans l'autre ; si l'un ne soutiendrait pas mieux les dépenses de la guerre que l'autre ;... si l'autre pourrait suppléer aux dépenses par sa grande population, surtout depuis que l'artillerie a fort augmenté les dépenses de la guerre et qu'elle devient formidable ? »

Cette dernière question réfutait les principes qui avaient servi de base à l'*Ami des hommes*. Mirabeau se borna à la reproduire sans signaler à ses lecteurs la contradiction qui existait entre son livre et les vues de Quesnay [1].

Au contraire, dans la cinquième partie de son ouvrage [2], il inséra

1 Le questionnaire était accompagné d'une annonce où on lit : « Les citoyens zélés pour le bien de l'État qui voudront répondre en particulier à quelques-unes des questions suivantes pourront rendre leurs réponses publiques en les faisant imprimer dans le *Journal économique*. »
Il était précédé en outre d'un *Avertissement* où Mirabeau disait que le travail n'était pas de lui. « On le reconnaîtra aisément », ajoutait-il ; et en effet, sur beaucoup de points, il est en opposition avec les premières parties de l'*Ami des hommes*.
Mirabeau disait encore : « Il ne faut pas inférer de ce tableau de questions que l'idée de deux auteurs combinés, qui n'ont d'autre intérêt à lui que celui de citoyen, soit de mettre dans les mains de l'administration municipale le soc de la charrue. »
Et le marquis s'efforçait longuement de dissiper les craintes que des recherches statistiques pouvaient éveiller dans l'esprit des particuliers, peu disposés a fournir au fisc des arguments contre eux.
2 Contre la corvée des grands chemins.

un *Mémoire sur l'agriculture* pour la *Société d'économie politique de Berne* qu'il avait conçu dans les idées du docteur et parla avec admiration du *Tableau économique*, dont nous allons bientôt nous occuper, « nouvel anneau de Logistile, dont l'effet sur tout esprit d'une bonne trempe doit être de dissiper les vapeurs, les délires et les prestiges dont la fausse science des règlements et des prohibitions a pendant un temps préoccupé les meilleurs esprits. »

Enfin, dans la sixième partie, qui suivit de près la précédente, il fit son acte définitif de contrition en y insérant, avec l'*Essai sur la voirie*, une *Explication* du même *Tableau économique*. Il n'était plus que le reflet de Quesnay.

A la fin de l'*Ami des hommes*, Mirabeau avait annoncé à ses lecteurs qu'il brisait sa plume : « Ici finit la carrière de l'*Ami des hommes*. Ses cheveux grisonnent. Il a dépassé le midi de l'âge et ce n'est pas au public à en supporter le déclin. » Ce serment ne fut pas tenu. Le 12 juin 1759, le Marquis écrivait à son frère : « Tant que mon tempérament me permettra d'écrire, j'écrirai ; tant que l'âge et la décence me souffriront aux lieux où l'on peut dire avec fruit, j'y paraîtrai et je dirai. »

Et l'année suivante : « Je t'avoue que, sans l'exemple de l'opiniâtre et tenace docteur, dont le zèle studieux, apostolique en ce genre et continuel jusqu'à la manie, ne se relâche pas un seul instant, je serais tenté de laisser tout là ; mais cet homme qui voit mieux qu'un autre et de plus près, toutes les impossibilités morales, la série, la postérité et l'opiniâtreté d'icelles, travaille constamment, ni plus ni moins, et sûrement ne verra pas le fruit de son travail, qui sera grand un jour, et j'aurais honte d'avoir moins de persévérance que lui [1]. »

Dès l'année 1759, Mirabeau avait fait une réponse à un opuscule de Forbonnais : *Lettre d'un correspondant de province à son banquier*. En 1760, il publia la *Théorie de l'impôt* et, jusqu'à la fin de sa vie, beaucoup d'autres ouvrages qui eurent de moins en moins de lecteurs. Il ne put jamais s'empêcher d'écrire et quand il écrivit, ne sut jamais se borner.

---

1 Loménie, *les Mirabeau*.

IV. Le Tableau économique.

Peu de temps après avoir fait la connaissance du marquis de Mirabeau, l'opiniâtre et tenace docteur avait composé l'œuvre extraordinaire à laquelle nous avons fait allusion et dont on croyait l'édition définitive perdue ; mais le hasard en a mis dans nos mains un exemplaire.

Le *Tableau économique* fut imprimé au château de Versailles, à l'Imprimerie royale ; « sous les yeux de Louis XV », a dit le marquis de Mirabeau ; « des épreuves en furent tirées par le roi en personne », ont dit Grandjean de Fouchy et d'autres.

Dans une dédicace [1] préparée pour Mme de Pompadour, à la veille de sa mort, Du Pont de Nemours a écrit aussi : « Vous avez fait faire chez vous et sous vos yeux l'impression du *Tableau économique* et de son Explication. »

Dans des Mémoires écrits sous la Terreur [2], et qui viennent seulement d'être imprimés, Du Pont de Nemours a été plus précis.

Quand Quesnay eut lié toutes ses idées, raconte-t-il, il voulut les faire connaître au roi et à Mme de Pompadour, sans que ni l'un ni l'autre s'aperçussent que leur médecin songeait à leur donner des leçons, « ce qui l'eût fait durement remettre à sa place ». Il insinua à Mme de Pompadour que, pour amuser le roi, il serait bon qu'il eût des outils de différents arts. On acheta de superbes outils de tourneur, avec lesquels le roi fit des tabatières de bois pour toute la cour. Quesnay parla ensuite d'imprimerie ; on fit, fondre de magnifiques caractères ; on se procura des formes admirables, des composteurs en or et le reste à l'avenant ; l'imprimerie du roi fut installée dans les petits appartements et Quesnay fut chargé de la diriger. Louis XV et la favorite s'amusèrent à ce nouveau travail. Un ami du docteur insinua alors que ce serait lui faire plaisir que d'imprimer un de ses écrits. Mais il fallait un ouvrage inconnu, qui restât secret et qui donnait en même temps l'occasion de déployer toutes les ressources de l'imprimerie avec des notes, de l'italique, des petites et grosses capitales.

Quesnay dressa son *Tableau* en le faisant suivre d'une série de Maximes qu'il couvrit faussement du nom de Sully, ainsi que

1 En tête de l'*Exportation et l'importation des grains*. L'ouvrage ne parut qu'après la mort de la favorite ; mais Du Pont ne supprima pas la dédicace.
2 L'Enfance et la Jeunesse de Du Pont de Nemours.

Marmontel l'avait fait déjà dans l'épître dédicatoire du livre de Patullo. Il présenta son opuscule à Louis XV en lui disant : « Sire, vous avez vu dans vos chasses beaucoup de terres, de fermes et de laboureurs... Vous allez imprimer comment ces gens-là font naître toutes vos richesses. » Louis XV, qui avait pris plus de goût à l'imprimerie qu'aux ouvrages de tour, composa environ la moitié de la copie de Quesnay et revit les épreuves à plusieurs reprises. Il était trop indolent, M. de Loménie l'a fait remarquer avec raison et Du Pont de Nemours le reconnaît, pour appliquer sérieusement son esprit à un travail aussi extraordinaire que celui de son médecin, mais il remarqua en les imprimant les phrases osées qui s'y trouvent et dit : « C'est dommage que le docteur ne soit pas du métier ; il en sait plus long qu'eux tous. »

L'édition sortie des presses royales était « très belle », a dit Du Pont [1] ; « magnifique », a dit Baudeau ; elle fut tirée à très petit nombre ; aucune bibliothèque publique n'en possède aujourd'hui, croyons-nous, d'exemplaire. Elle avait été si soigneusement séquestrée, a dit Grandjean de Fouchy, que la famille de Quesnay, n'en avait pas un.

V. Les éditions successives du *Tableau*.

On ignore la date exacte de l'impression. Baudeau a parlé de novembre ou décembre 1758. Du Pont, deux fois, a dit comme Baudeau [2] ; une autre fois, après avoir consulté Quesnay et Mirabeau, il a émis des doutes ; Quesnay tenait pour le mois de décembre 1758 ; Mirabeau pour l'année 1759 et pas pour le commencement de l'année ; tous deux étaient également affirmatifs.

On n'était enfin, jusqu'ici, qu'à moitié fixé sur le *Tableau* même. M. Stern, de Zurich, rendant compte [3] de la publication par M. Oncken, des *Œuvres* de Quesnay, s'est demandé si un exemplaire ne se trouvait pas dans les papiers du marquis de Mirabeau conservés aux *Archives Nationales*. M. S. Bauer a eu la curiosité de venir de Vienne regarder dans ces papiers et y a vu, en effet, une épreuve du *Tableau*, corrigée à la plume, avec deux lettres de Quesnay y re-

1 *Éphémérides du citoyen*, 1767 et 1768.
2 Même recueil.
3 *Zur Entschung der Physiokratie*. Les papiers de Mirabeau renferment un très grand nombre de notes de Quesnay.

latives, et, à l'occasion du bicentenaire du docteur, la *British economic association* a fait reproduire en *fac-simile* l'épreuve conservée aux Archives. Elle renferme un tableau gravé, un tableau imprimé, des explications, des *maximes* « extraites des *Économies royales* » avec notes à l'appui.

Mais cette épreuve ne cadre pas exactement avec les descriptions, analyses ou reproductions qui ont été faites du travail du maître au XVIIIe siècle, soit dans la sixième partie de l'*Ami des hommes*, soit dans la *Philosophie rurale*, soit dans la *Physiocratie*, soit dans les *Éphémérides du citoyen*, soit enfin dans les *Observations économiques* de Forbonnais. Ces ouvrages ne cadrent pas non plus tous entre eux. Nous nous trouvons donc obligé de donner des indications un peu détaillées à leur sujet.

C'est un an environ après avoir reçu l'*Ami des hommes* que Quesnay adressa à Mirabeau une première épreuve du *Tableau économique*.

Mirabeau ne comprit pas grand'chose au travail de sa « nouvelle conquête ». Il l'a avoué dans la cinquième partie de l'*Ami des hommes* [1] ; une lettre de Quesnay qui se trouve aux Archives nationales [2] confirme cet aveu.

« Mme la marquise de Pailly me dit que vous êtes encore aujourd'hui empêtré dans le zizac (lisons zigzag). Il est vrai qu'il a rapport à tant de choses qu'il est difficile d'en saisir l'accord ou plutôt de le pénétrer avec évidence. On peut voir dans ce zizac ce qui se fait, sans voir le comment, mais ce n'est pas assez pour vous. »

---

1 « Un homme de génie qui a cavé et approfondi tous les principes.. a cherché par un travail opiniâtre et analogue à son genre d'esprit à fixer ses idées sur la source des richesses, sur leur marche et sur leur emploi. Le résultat de ses idées une fois rangé dans sa tête il a senti qu'il était impossible de le décrire intelligemment par le seul secours des lettres et qu'il était indispensable de le peindre. Ce sentiment a produit le *Tableau économique*.
« Quoique parfaitement d'accord avec lui dans ses principes, je n'ai pu connaître son *Tableau* dans toute son étendue qu'en le travaillant pour mon propre usage et en m'en faisant à moi-même l'explication.
« Plusieurs de ceux qui auront la patience et le génie de peiner à l'explication du Tableau économique accuseront l'auteur d'avoir pris peu de temps pour en rendre l'énoncé clair et facile ; avant de prononcer cet arrêt, qu'ils fassent une épreuve, qu'ils tentent de faire une autre explication à leur manière. Ils verront alors si la chose est aisée à moins de faire un livre entier. »
2 Papiers de Mirabeau.

Et Quesnay, se mettant, selon son habitude, à la portée de son interlocuteur, lui expliqua le mécanisme du Tableau.

La lumière finit par se faire dans l'esprit du marquis. C'est à la fois pour faire profiter de sa peine les nombreux lecteurs de l'*Ami des hommes* et par des motifs tout personnels qu'il publia son *Explication*. Voici ce qui nous le fait supposer.

En 1773, à l'une des réunions d'économistes qui se tenaient l'hiver chez l'aristocrate disciple, Du Pont de Nemours a prononcé un discours où on lit :

« Pendant longtemps, l'illustre inventeur de la science économique fut comme la voix prêchant dans le désert. Il était encensé par l'intérêt qui voulait profiter de son crédit, il n'était compris par personne. Une dame d'un mérite distingué, dont la raison est d'autant plus sage et le goût d'autant plus sûr que la supériorité de son esprit est fondée sur les qualités de son cœur, devina le prix de ces découvertes et de ces recherches qu'avaient méconnu tant d'hommes d'État et de beaux esprits. Elle empêcha la formule du *Tableau économique* d'être prodiguée dans le *Mercure*. Elle sentit que le génie créateur auquel nous devons cette formule pouvait être utilement secondé par l'éloquence patriotique de l'*Ami des hommes* et concourut à lier intimement dans leurs travaux ces deux bienfaiteurs du genre humain [1] ».

Quelle était cette dame d'un mérite distingué ? L'éditeur du discours de Du Pont a cité le nom de Mme de Pompadour sans faire attention que l'orateur parlait d'une personne, vivant en 1773. Ce ne peut être que Mme de Pailly, qui présidait habituellement aux dîners des économistes devant qui parlait probablement Du Pont, et dont il est question dans la lettre de Quesnay.

En 1759, cette sensible marquise, jeune alors, exerçait peut-être déjà sur Mirabeau une influence toute particulière. Sans être capable de comprendre les calculs du docteur, elle pouvait se flatter d'en avoir deviné le prix et inspirer à son adorateur l'ambition de supplanter, auprès du médecin de la favorite, Marmontel, qui avait obtenu tout récemment la fructueuse direction du *Mercure*.

Quesnay trouva bientôt que son nouveau disciple lui demandait

---

1 Carl Friedrichs von Baden briefticher verker mit Mirabeau und Du Pont, Heidelberg, 1892.

un peu trop de conseils pour la rédaction de son *Explication*.

« Je me suis aperçu que mes misérables brouillons vous rendaient paresseux ; lui écrivit-il. Pensez à votre tour. Vous en savez autant que moi par principes, soyez de plus marchand en détail. Je me suis occupé autant qu'il est en moi des calculs..., développez-en les mystères par le raisonnement ; cela vous va mieux qu'à moi qui ne vise qu'aux résultats. Cependant je pourrai mettre en addition ce que vous aurez oublié. »

» J'ai été très content du premier chapitre et de la première moitié du second », avait-il dit au commencement de sa lettre. « L'ordre manque dans la suite ; le style y est faible, obscur et bas ; ce n'est encore qu'un croquis d'idées qui ne peut servir que de remémoratif à l'auteur pour retrouver ses matériaux, les façonner, les mettre en place et, construire nettement, solidement et en bel aspect. »

Atténuant ensuite la crudité de ses critiques, Quesnay terminait par ces mots :

« Au reste, ce qui va, va bien pour compléter votre gloire immortelle. C'est ici le grand œuvre de votre intelligence. Pensez-y bien. »

L'assistance du maître n'empêcha pas l'*Explication*, de l'*Ami des hommes* d'être peu goûtée du public. Les deux collaborateurs s'en rendirent compte, car, dès que les circonstances le leur permirent, ils rédigèrent une explication beaucoup plus détaillée. Tel fut l'objet de la *Philosophie rurale* ou *Économie générale de l'agriculture, réduite à l'ordre immuable des lois physiques et morales qui assurent la prospérité des empires*, parue en 1763.

Une lettre d'envoi au Margrave de Bade [1] des *Éléments*, extraits de cet ouvrage par le marquis de Mirabeau, renseigne sur le succès qu'il avait obtenu et sur les conditions dans lesquelles il avait été préparé :

« Je prends la liberté d'envoyer à Votre Altesse les *Éléments* de la *Philosophie rurale*, imprimée à Paris en 1763. L'inventeur du *Tableau économique*, M. Quesnay, et le maître primitif de la science, dont j'étais le seul élève alors, se servit de moi pour le grand développement explicatif du Tableau et de toutes ses conséquences, tel enfin qu'on peut dire que c'est le trésor de la science. Les circonstances ne permettant pas alors d'imprimer, il se chargea

---

1 1770. Correspondance du Margrave, déjà citée.

du manuscrit et l'enrichit de plusieurs matériaux de toute espèce, tables de progression, etc., de manière que tout est dans cet ouvrage ; mais une impression furtive et nullement suivie, ajoutant à l'imperfection du manuscrit, la profondeur des déductions et à la manière abstraite de les rendre, a rendu cet ouvrage quelquefois peu intelligible et toujours noyé de détails et trop profond pour le courant des lecteurs. »

Les dossiers des Archives nationales permettent de déterminer la part de collaboration de Quesnay à la *Philosophie rurale* ; elle est considérable. Mais, de l'aveu même des Physiocrates, l'ouvrage est profondément obscur.

Après la mort de Mme de Pompadour, fut fondé le *Journal de l'agriculture, du commerce et des finances* ; Quesnay donna de nombreux articles à cette revue et en particulier une nouvelle analyse du *Tableau économique* (juin 1766). Du Pont, en raison de sa brièveté, l'a jugée la plus facile à saisir de celles qui avaient été faites, et l'a insérée dans le recueil d'œuvres de Quesnay, intitulé *Physiocratie*, paru en 1767 [1].

Dans un *Avertissement*, le disciple éditeur s'exprima ainsi :

« Les *Maximes* que je remets aujourd'hui sous les yeux du public et leurs notes ont été imprimées pour la première fois avec le *Tableau économique* au château de Versailles, au mois de décembre 1758. Les mêmes maximes ont été imprimées environ deux ans après et la plupart des notes fondues dans l'explication donnée à la fin de l'*Ami des hommes* par le marquis de... qui, depuis, a encore cité les maximes en entier dans son immense et profond ouvrage, la *Philosophie rurale*.

D'un autre côté, l'adversaire des Physiocrates, Forbonnais, qui avait fortement critiqué le système de Quesnay dans la *Gazette du Commerce*, publia en 1767 deux volumes sous le titre de *Principes et observations économiques*, où on lit à propos du Tableau :

« Cette table célèbre parut pour la première fois, il y a cinq ou six ans, dans un petit cahier d'impression de format in-4°, qui ne fut communiqué qu'à un petit nombre de personnes. A la suite d'une explication succincte qui ne contenait que l'analyse du système de richesse nationale déjà produit dans l'article *Grains* de l'*Encyclo-*

---

1 Baudeau a fait du *Tableau* une autre analyse pour les *Éphémérides* de 1761-1768.

pédie, l'auteur donnait un petit développement de ce même système par vingt-quatre maximes... Ce développement était intitulé *Extraits des économies royales* de M. de Sully, soit que l'auteur se crût rempli de son esprit, soit qu'il voulut accréditer son système sous ce nom vénéré.» Les critiques qui suivent cette description prouvent, très nettement à notre avis, que Forbonnais avait le *Tableau économique* en mains.

D'après lui, le Tableau était donc suivi de 24 maximes. C'est le nombre que l'on trouve dans l'*Ami des hommes* et dans la *Philosophie rurale*. Du Pont, dans les Éphémérides de 1769, a parlé aussi de 24 maximes. Cependant, il y en a 30 dans la *Physiocratie* et 30 aussi dans un grand tableau gravé qui fut publié en 1775. au début du ministère de Turgot [1] ; dans la *Physiocratie*, les maximes sont en outre rangées dans un autre ordre que dans le ouvrages de Mirabeau.

L'épreuve reproduite par la *British economic association* [2], ne renferme, au contraire, que vingt-trois maximes, avec des notes beaucoup plus sommaires [3]. Notre exemplaire contient les 24 maximes de l'*Ami des hommes* et, à peu de choses près, les notes de la *Physiocratie*.

D'où proviennent les différences que nous venons de signaler?

En ce qui concerne la *Physiocratie*, nous avons eu l'occasion de montrer ailleurs [4] que Du Pont de Nemours n'était pas un très fidèle éditeur et que, soit pour mettre de l'unité dans les doctrines physiocratiques, soit pour éclaircir les textes, il modifiait les copies de se amis. Il agit ainsi pour les *Réflexions sur les richesses* de Turgot, pour beaucoup d'autres ouvrages du ministre de Louis XVI [5], pour un travail du Margrave de Bade [6]. Il a pu opérer de même pour le

---

1 L'Observateur hollandais les a reproduites.

2 L'épreuve forme un cahier in-4° avec un tableau gravé, un autre tableau imprimé, des explications en 12 pages, des prétendus Extraits des économies royales, avec notes, en 6 pages.

3 Celles de la Physiocratie ont été reproduites par M. Oncken dans son édition des *Œuvres économiques et philosophiques de Quesnay*.

4 *Journal des économistes* de juillet 1888. Voir aussi l'édition des *Réflexions sur la richesse* de la Petite Bibliothèque économique où le texte a été rétabli sur nos indications.

5 Notamment les Discours en Sorbonne.

6 L'Abrégé des principes d'économie politique, publié dans les Éphémérides.

Tableau de Quesnay et y ajouter, avec l'agrément formel ou tacite du maître, des maximes nouvelles pour tenir compte des opinions que soutenaient les économistes en 1767. La doctrine physiocratique était, nous le répétons, en évolution constante ; Quesnay et ses disciples la modifiaient chaque jour.

Quant à l'épreuve existant dans les papiers de Mirabeau et reproduite en *fac simile*, les lettres de Quesnay montrent qu'elle n'était pas la première :

« J'ai tâché de faire un tableau fondamental de l'ordre économique, lit-on dans une première lettre, pour y représenter les dépenses et les produits sous un aspect facile à saisir et pour juger clairement des arrangements et des dérangements que le Gouvernement peut y causer ; vous verrez si je puis parvenu à mon but. »

Et dans une autre lettre :

« Je vous enverrai une seconde édition augmentée et corrigée comme c'est la coutume ; ne craignez pas ; e livret de ménage ne deviendra (pas) trop volumineux. J'en fais imprimer trois exemplaires pour voir cela plus au clair ; mais je crois que, sa place serait bien à la fin de votre dissertation pour le prix de la Société de Berne, si vous l'en trouvez digne, avec un préliminaire de votre façon. La dissertation elle-même est déjà un bon préliminaire. Mais comme vous y avez trouvé de l'embarras, vous serez par cette raison plus clair que moi à prévoir ce qui peut arriver, parce que vous avez été arrêté vous-même. Dans ma seconde édition, je pars d'un revenu de 600 livres pour faire la part un peu plus grosse à tout le monde ; car elle était trop maigre en partant d'un revenu de 400 livres, ce qui revenait trop au malheureux sort de nos pauvres habitants du royaume d'atrophie ou de marasme qui, pour comble de malheur, est tombé sous la conduite d'un médecin qui n'épargne pas les saignées et la diète sans imaginer aucun restaurant. Je n'en dirai pas davantage, trop digne citoyen, de crainte de réveiller en vous des sentiments trop affligeants. Respirez du moins dans le silence de votre campagne. Vale. »

C'est l'édition modifiée avec un revenu de 600 livres qui existe aux Archives Nationales.

Les allusions de Quesnay semblent viser les mesures financières de Silhouette[1] qui datent du mois d'avril 1759 ; il parle du concours ouvert par la Société économique de Berne ; or, les mémoires devaient être parvenus avant le 1er janvier 1760 ; Mirabeau était à la campagne, c'est-à-dire après l'hiver. On peut conjecturer de là que Quesnay avait fait tirer la première épreuve de son *Tableau* à la fin de 1758, qu'il fit tirer la seconde épreuve « corrigée et augmentée », au printemps de 1759, et ainsi s'explique la contradiction signalée par Du Pont entre le dire du maître et celui de Mirabeau quant à la date de publication du *Tableau*, l'un ayant songé à la première épreuve, l'autre aux épreuves subséquentes. Quesnay avait l'imprimerie royale à sa disposition ; il pouvait facilement faire opérer des tirages successifs de son travail pour « voir plus clair ». Il a commandé une troisième édition comme il en avait commandé une seconde, et l'a communiquée non plus seulement à Mirabeau, mais à un petit nombre de personnes, ainsi que le dit Forbonnais. C'est l'exemplaire que nous avons sous les yeux. Il est d'un aspect moins magnifique que l'exemplaire de la seconde édition, mais il est plus volumineux ; le livret de ménage a été augmenté[2]. Les corrections faites à la plume sur la seconde épreuve ont été introduites dans le texte ou placées dans un *erratum* imprimé.

VI. Objet du *Tableau*.

Dans quelque édition que ce soit, la lecture du *Tableau économique* ne satisfait pas l'esprit. Grimm a dit que Quesnay était obscur par système. Même en tenant compte des circonstances extraordinaires dans lesquelles le *Tableau* fut préparé, l'assertion n'est guère plausible. On ne peut s'empêcher d'être clair quand on a l'habitude de l'être.

Mais le *Tableau économique* est des plus obscurs.

Nous n'entreprendrons pas d'en donner une explication complète ; où Quesnay, où Mirabeau, où Baudeau ont échoué, il serait

1 Contrôleur Général, du 4 mars 1759 au 21 novembre.
2 Il forme un cahier in-4° de XII pages pour les explications et de 22 pages pour les maximes et leurs notes ; le tableau gravé en tête a pour point de départ un revenu de 600 livres ; le tableau imprimé a disparu. Une maxime a été ajoutée, une autre a été complétée ; les notes ont été considérablement augmentées. Les extraits des mémoires de Sully, y compris ces notes, forment 22 pages au lieu de 6. Les notes ne sont pas tout à fait identiques à celles de la *Physiocratie* ; en ce cas encore, du Pont a corrigé un peu le maître.

dangereux de s'aventurer. Nous nous bornerons à des indications générales suffisantes pour en faire saisir l'objet.

Quesnay, voulant rendre visible le système qu'il opposait au système mercantile, dressa un schéma de la circulation des richesses, en s'inspirant — M. Hector Denis l'a justement fait remarquer — du mécanisme de la circulation du sang. L'économiste ne pouvait oublier le médecin.

Le royaume qu'il considère est un royaume agricole parvenu au plus haut point de perfection économique. La terre donne tout ce qu'elle peut donner, une fois les gênes et les prohibitions supprimées.

Les propriétaires recueillent le produit net ; mais ils ont, pour satisfaire à leurs besoins, à acheter des objets fabriqués à l'industrie ou *classe stérile*, et des produits agricoles à l'agriculture ou *classe productive*. La classe stérile a, de son côté, à faire des achats à la classe productive et celle-ci à la classe stérile. Le produit net passe ainsi de la classe des propriétaires aux deux autres classes et de l'une de ces dernières à l'autre.

La part qui va à la classe stérile sert à payer les frais de confection des objets fabriqués sans rien produire au delà ; celle qui va à la classe agricole se reconstitue en produit net nouveau qui retourne aux propriétaires. Dans quelle proportion ? Quesnay suppose que 100 d'avances à la terre peuvent donner 100 de produit net, comme en Angleterre, dit-il.

« On voit dans le Tableau », écrit-il à Mirabeau avant d'avoir porté le point de départ de ses calculs à 600 livres, « que 400 livres d'avances annuelles pour les frais de l'agriculture produisent 400 livres de revenu, et que 200 livres d'avances employée à l'industrie ne produisent rien au delà du salaire qui revient aux ouvriers ; encore le salaire est-il fourni par le revenu que produit l'agriculture.

» Ce revenu se partage par les dépenses du propriétaire à peu près également ; la moitié retourne à l'agriculture pour les achats de pain, vin, viande, bois, etc. ; les hommes qui reçoivent cette moitié de revenu et qui en vivent sont employés aux travaux de la terre ; ces travaux font renaître la valeur de cette même somme en productions de l'agriculture. Ainsi le même revenu se perpétue.

» Les colons vivent de cette même somme, mais leur travail, par les dons de la terre, produit plus que leur dépense et ce produit net est ce que l'on appelle revenu. »

Quesnay, continuant son explication, dit encore :

« L'autre moitié du revenu du propriétaire est employée par celui-ci en achat d'ouvrages de main-d'œuvre pour ses entretiens de vêtements, ameublement, ustensiles et de toutes choses qui s'usent ou qui s'éteignent sans reproduction renaissante de ces mêmes choses. Ainsi le produit net du travail des ouvriers qui les fabriquent ne s'élève pas au-delà du salaire qui fait subsister ces ouvriers et qui leur restitue leurs avances. Il n'y a là que des dépenses pour nourrir des hommes qui ne produisent que pour leur dépense et celle-ci est payée par le revenu produit par l'agriculture. C'est par cette raison que je la nomme *dépense stérile.*

» Chaque somme de 200 livres arrivée à l'agriculture et à l'industrie se distribue jusqu'au dernier sol. Les ouvriers de l'industrie dépensent la moitié de leur salaire en marchandises de main-d'œuvre dont ils ont besoin pour leur entretien et l'autre moitié retourne à l'agriculture pour l'achat de leur subsistance. On voit la même chose du côté de l'agriculture. Les colons emploient pour leur subsistance la moitié de la somme qu'ils reçoivent et portent l'autre moitié à l'industrie pour les marchandises de main-d'œuvre nécessaires pour leur entretien ».

Ainsi, selon l'hypothèse du schéma, les partages successifs du produit net se font toujours par moitié ; sur 600 livres de revenu, chiffre du texte définitif du tableau, 300 vont à l'agriculture, 300 à la classe stérile. Les 300 livres de l'agriculture se divisent en 150 conservées par l'agriculture et qui reconstituent 150 livres de produit net ; les 300 de la classe stérile se divisent aussi en 150 qui vont à l'agriculture pour reconstituer un produit net et en 150 qui sont consommées en frais de toute sorte, et ainsi de suite.

En d'autres termes, dans l'hypothèse de Quesnay, l'agriculture reçoit en avances annuelles et reconstitue en produit net un demi, plus un quart, plus un huitième, plus un seizième, etc., du produit net primitif. Comme la somme de ces fractions est égale à l'unité, l'agriculture reconstitue autant de produit net qu'elle en reçoit.

Dans une autre hypothèse, au cas, par exemple, où la classe stérile recevrait plus de la moitié du produit net, la richesse primitive serait absorbée en consommations sans être reconstituée. Le pays s'appauvrirait. Et, d'une manière générale, toute somme qui ne serait pas employée à la reconstitution du produit net serait perdue pour la richesse nationale.

» Le zizac bien connu, ajoutait Quesnay, abrège bien des détails et peint aux gens des idées fort entrelacées, que la simple intelligence aurait bien de la peine à saisir, à démêler et à accorder par la voie du discours ».

Quesnay se faisait illusion. Son schéma est maladroitement dressé. Le lecteur se trouve en présence de trois colonnes de chiffres intitulées : *agriculture, propriétaires, classe stérile*, avec des lignes pointillées qui vont de l'une à l'autre, sans qu'il sache pourquoi. Les *Explications* qui suivent ne lui expliquent pas le mécanisme de ce va-et-vient. Il doit trouver lui-même la clef des hiéroglyphes qu'il a sous le yeux.

Quesnay, étonné de voir que Mirabeau ne parvenait pas à le comprendre, lui écrivit :

« Votre répugnance pour les hiéroglyphes arithmétiques est ici fort déplacée. Les grands appareils, de calcul accablent, il est vrai, l'intelligence des lecteurs, mais le commun d'entre eux ne s'attache qu'aux résultats qui les rendent tout d'un coup fort savants ; ceux qui étudient sérieusement et qui approfondissent ne s'en tiennent pas là ; ils démêlent, ils vérifient, ils concilient toutes les parties numéraires d'une science si multiple. C'est pour eux qu'il..faut travailler... ; les autres lecteurs qui ne lisent que pour s'amuser et babiller sans jugement et qui ne sont d'aucun poids dans la société m'intéressent peu... »

Quesnay reconnut si bien l'utilité de travailler pour les lecteurs ordinaires qu'il collabora à l'*Explication* de l'*Ami des hommes* et qu'il s'efforça ensuite de traduire en français ses hiéroglyphes dans la *Philosophie rurale* et dans son *Analyse du Tableau économique*.

Les *Explications* du *Tableau* étaient destinées à évaluer la richesse probable de la France au cas où elle serait gouvernée selon les principes du gouvernement économique. Ce serait aller loin que d'en discuter les chiffres. Disons seulement que les 600 livres se transforment en 600 millions sans que l'auteur en donne la raison, que l'évaluation de la richesse totale possible du pays atteint

60 milliards, chiffre qui pouvait passer pour fantastique au XVIIIᵉ siècle et que les éléments du calcul sont empruntés pour la plupart à l'*Essai sur les monnaies* de Dupré de Saint-Maur.

Disons aussi que Quesnay n'était pas un calculateur sans défaut., Forbonnais a été jusqu'à l'accuser d'ignorance et de légèreté. Ce double reproche était excessif. Quesnay examinait avec sagacité les données dont il se servait et il en reconnaissait lui-même l'insuffisance puisqu'il avait donné à Marivelt son concours pour une enquête à ouvrir sur l'état de l'agriculture ; mais il laissait passer des erreurs de calcul qui déroutaient parfois ses lecteurs.

Les *Maximes* ou *Extraits des Économies royales* et les *notes* qui les accompagnent sont la partie la plus suggestive du travail sur lequel nous donnons des détails.

On y voit nettement le but de Quesnay. Il ne demande pas de substituer à la protection réglementaire en faveur de l'industrie une protection réglementaire en faveur de l'agriculture. Il estime que les gouvernants sont moins aptes que les particuliers à choisir la nature du travail à faire et des marchandises à vendre. Il se montre le défenseur résolu de la libre franchise, autrement dit du libre échange. Il veut que les gouvernants détruisent les obstacles et les gênes qui s'opposent au développement de la production agricole ; s'il demande que l'impôt soit unique, direct, susceptible d'être augmenté dans les temps critiques et toujours payé par les propriétaires, c'est pour que les fermiers dégagés de l'arbitraire des collecteurs, puissent sans crainte améliorer la culture. Il veut aussi que le taux de l'intérêt de l'argent soit limité légalement, pour que l'État n'emprunte pas à des taux usuraires qui attirent les capitaux à Paris et les détournent des emplois agricoles ; mais là se borne son désir de réglementation.

Il précise, dans les *Maximes* ajoutées à son *Tableau*, les vues contenues dans les articles donnés à l'*Encyclopédie* ou préparés pour elle. Le Trésor public était alors aux abois ; la finance faisait la loi. Quesnay faisait la guerre à la finance avec autant d'ardeur qu'aux prohibitions.

VII. Les *Maximes*.

Voici, au surplus, ces *Maximes* telles qu'elles figurent dans l'édition définitive du *Tableau*, sans les repeints de la *Physiocratie*.

Toutes ne sont pas parfaitement claires en la forme ; mais avec quelque connaissance des doctrines de nos premiers économistes et des faits du temps, il est facile d'en saisir le sens.

I. Que la totalité des 600 millions de revenu entre dans la circulation annuelle et la parcoure dans toute son étendue ; qu'il ne se forme point de fortunes pécuniaires ou du moins qu'il y ait compensation entre celles qui se forment et celles qui reviennent dans la circulation ; car autrement, ces fortunes pécuniaires arrêteraient le cours d'une partie de ce revenu annuel de la nation et retiendraient le pécule ou la finance du royaume, au préjudice de la rentrée des avances, de la rétribution du salaire des artisans, de la reproduction du revenu et de l'impôt.

II. Qu'une partie de la somme des revenus ne passe pas à l'étranger, sans retour en argent et en marchandises.

III. Que la nation ne souffre pas de pertes dans son commerce réciproque avec l'étranger, quand même ce commerce serait profitable aux commerçants en gagnant sur leurs concitoyens dans la vente des marchandises qu'ils rapportent ; car alors l'accroissement de fortune de ces commerçants est un retranchement dans la circulation des revenus, qui est préjudiciable à la distribution et à la reproduction.

IV : Qu'on ne soit pas trompé par un avantage apparent du commerce réciproque avec l'étranger, en jugeant simplement par la balance des sommes en argent, sans examiner le plus ou moins de profit qui résulte des marchandises mêmes que l'on a vendues et de celles que l'on a achetées ; car souvent la perte est pour la nation qui reçoit un surplus en argent, et cette perte se tourne au préjudice de la distribution et de la reproduction des revenus. Dans le commerce réciproque des denrées du crû que l'on achète de l'étranger, et des marchandises de main-d'œuvre qu'on lui vend, le désavantage est d'ordinaire du côté de ces dernières marchandises, parce qu'on retire beaucoup plus de profit de la vente des denrées du crû.

V. Que les propriétaires et ceux qui exercent des professions lucratives ne soient pas portés, par quelque inquiétude qui ne serait pas prévue par le Gouvernement, à se livrer à des épargnes stériles, qui retrancheraient de la circulation et de la distribution une portion de leurs revenus ou de leurs gains.

VI. Que l'Administration des finances, soit dans la perception des impôts, soit dans les dépenses du Gouvernement, n'occasionne pas de fortunes pécuniaires, qui dérobent une partie des revenus à la circulation, à la distribution et à la reproduction.

VII. Que l'impôt ne soit pas destructif ou disproportionné à la masse du revenu de la nation ; que son augmentation suive l'augmentation du revenu ; qu'il soit établi immédiatement sur le produit net des biens-fonds et non sur les denrées, où il multiplierait les frais de perception et préjudicierait au commerce ; qu'il ne se prenne pas non plus sur les avances des fermiers des biens-fonds ; car les avances de l'agriculture d'un royaume doivent être envisagées comme un immeuble qui doit être conservé précieusement pour la production de l'impôt et du revenu de la nation, autrement l'impôt dégénère en spoliation et cause un dépérissement qui ruine promptement un État.

VIII. Que les avances des fermiers soient suffisantes pour que les dépenses de la culture reproduisent au moins cent pour cent, car si les avances ne sont pas suffisantes, les dépenses de la culture sont plus grandes à proportion et donnent moins de produit net.

IX. Que les enfants des fermiers s'établissent dans les campagnes pour y perpétuer les laboureurs ; car si quelques vexations leur font abandonner les campagnes et les déterminent à se retirer dans les villes, ils y portent les richesses de leurs pères qui étaient employées à la culture. Ce sont moins les hommes que les richesses qu'il faut attirer dans les campagnes ; car plus on emploie de richesses à la culture des grains, moins elle occupe d'hommes, plus elle est prospère, et plus elle donne de produit net. Telle est la grande culture des riches fermiers, en comparaison de la petite culture des pauvres métayers qui labourent avec des bœufs ou avec de vaches.

X. Que l'on évite la désertion des habitants qui emportent leurs richesses hors du royaume.

XI. Que l'on n'empêche point le commerce extérieur des denrées du crû, car tel est le débit, telle est la reproduction.

XII. Que l'on ne fasse pas baisser le prix des denrées et des marchandises dans le Royaume ; car le commerce réciproque avec l'étranger deviendrait désavantageux à la nation. Telle est la valeur pénale, tel est le revenu. Abondance et non-valeur n'est pas richesse. Disette et cherté est misère. Abondance et cherté [1] est opulence,

XIII. Que l'on ne croie pas que le bon marché des denrées soit favorable au menu peuple, car le bas prix des denrées fait baisser leur salaire, diminue leur aisance, leur procure moins de travail ou d'occupations lucratives et diminue le revenu de la nation.

XIV. Qu'on ne diminue pas l'aisance du bas peuple ; car il ne pourrait pas assez contribuer à là consommation des denrées qui ne peuvent être consommées que dans le pays et la reproduction et le revenu de la nation diminueraient.

XV. Qu'on favorise la multiplication des bestiaux ; car ce sont eux qui fournissent aux terres des engrais qui procurent de riches moissons.

XVI. Que l'on ne provoque pas le luxe de décoration, parce qu'il ne se soutient qu'au préjudice du luxe de subsistance qui entretient le débit et le bon prix des denrées du crû et la reproduction des revenus de la nation.

XVII. Que le Gouvernement économique ne s'occupe qu'à favoriser les dépenses productives et le commerce extérieur des denrées du crû et qu'il laisse aller d'elles-mêmes les dépenses stériles.

XVIII. Qu'on n'espère de ressources pour les besoins extraordinaires de l'État que de la prospérité de la nation et non du crédit des financiers, car les fortunes pécuniaires sont des richesses clandestines qui ne connaissent ni roi, ni patrie.

XIX. Que l'État évite les emprunts qui forment des rentes financières, qui chargent l'État de dettes dévorantes et qui occasionnent un commerce ou trafic de finance, par l'entremise des papiers, commerçables où l'escompte augmente de plus en plus les fortunes pécuniaires stériles, qui séparent la finance de l'agriculture, et qui la privent des richesses nécessaires pour l'amélioration des biens-fonds et pour la culture des terres.

1 Ce mot a été remplacé par « bon prix » dans le tableau gravé et publié en 1775.

XX. Qu'une nation qui a un grand territoire à cultiver et la facilité d'exercer un grand commerce des denrées du crû, n'étende pas trop l'emploi de l'argent et des hommes aux manufactures et aux commerces de luxe, au préjudice des travaux et des dépenses de l'agriculture ; car, préférablement à tout, le Royaume doit être bien peuplé de riches cultivateurs.

XXI. Que les terres employées à la culture des grains soient réunies, autant qu'il est possible, en grandes fermes exploitées par de riches laboureurs ; car il y a moins de dépense pour l'entretien et réparation des bâtiments, et à proportion beaucoup moins de frais et beaucoup plus de produit net dans les grandes entreprises de l'agriculture que dans les petites ; parce que celles-ci occupent inutilement et aux dépens des revenus du sol un plus grand nombre de familles de fermiers qui ont peu d'aisance par l'étendue de leurs emplois et de leurs facultés pour exercer une riche culture. Cette multiplicité de fermiers est moins favorable à la population que l'accroissement des revenus ; car la population la plus assurée, la plus disponible pour les différentes occupations et pour les différents travaux qui partagent les hommes en différentes classes est celle qui et entretenue par le produit net.

Toute épargne faite à profit dans les travaux qui peuvent s'exécuter par le moyen des animaux, des machines des rivières, etc., revient à l'avantage de la population et de l'État, parce que plus de produit net procure plus de gains aux hommes pour d'autres services ou d'autres travaux.

XXII. Que chacun soit libre de cultiver dans son champ telles productions que son intérêt, ses facultés, la nature du terrain lui suggèrent, pour en tirer le plus grand produit qu'il lui soit possible. On ne doit point favoriser le monopole dans la culture des biens-fonds, car il est préjudiciable au revenu général de la nation. Le préjugé qui porte à favoriser l'abondance des denrées de premier besoin, préférablement à celles de moindre besoin, au préjudice de la valeur vénale des unes ou des autres est inspiré par des vues courtes qui ne s'étendent pas jusqu'aux effets du commerce extérieur réciproque, qui pourvoit à tout et qui décide du prix des denrées que chaque nation peut cultiver avec le plus de profit. Ce sont les revenus et l'impôt qui font les richesses de premier besoin dans un État pour défendre les sujets contre la disette et contre l'ennemi, et pour soutenir la gloire et la puissance du monarque et la prospérité de la nation.

XXIII. Que le Gouvernement soit moins occupé des soins d'épargner que des opérations nécessaires pour la prospérité du Royaume ; car de trop grandes dépenses peuvent cesser d'être excessives par l'augmentation des richesses. Mais il ne faut pas confondre les abus avec les simples dépenses ; car les abus pourraient engloutir toutes les richesses de la nation et du souverain.

XXIV. Que l'on soit moins attentif à l'augmentation de la population qu'à l'accroissement des revenus ; car plus d'aisances que procurent de grands revenus sont préférables à plus de besoins pressants de subsistance qu'exige une population qui excède les revenus et il y a plus de ressources pour les besoins de l'État quand le peuple est dans l'aisance et a plus de moyens pour faire prospérer l'agriculture.

VIII. Commentaire des *Maximes*.

Il faudrait bien des pages pour commenter ces *Maximes* et pour déterminer la part d'erreur et la part de vérité qu'elles renferment.

Nous nous bornerons à appeler l'attention sur quelques-unes d'entre elles.

Quesnay traite durement les fortunes pécuniaires [1] et il entend par là, non les fortunes employées aux entreprises d'agriculture, de commerce et d'industrie ou aux augmentations de biens-fonds, mais « celles qui tirent des intérêts de l'argent ou qui sont employées aux acquisitions de charges inutiles, de privilèges, etc. ». « Ce sont, dit-il en note dans son édition définitive, des fortunes rongeantes et onéreuses à la nation. » « Elles ne connaissent ni roi, ni patrie », a-t-il dit dans le texte des maximes.

Au milieu de la guerre de Sept Ans, il était imprudent de s'attaquer à la finance.

Or, dans l'année qui suivit l'impression de la dernière édition du *Tableau* parut la *Théorie de l'impôt* où Mirabeau reprit la thèse de son maître avec la collaboration de ce dernier. On sait ce qui arriva. Dénoncé par les fermiers généraux pour avoir dit qu'il n'y avait pas de services sans argent et que le roi n'avait pas d'argent pour

1 Maximes I et XVIII.

payer les services, le marquis fut mis à la Bastille. Grâce à Mme de Pompadour, il n'y resta que cinq jours [1], mais l'œuvre qu'il poursuivait avec Quesnay fut suspendue [2].

Du Pont de Nemours, rendant compte des travaux des Physiocrates, a dit, pour l'année 1761 : « Elle s'est écoulée dans le silence. Après le malheur arrivé à l'auteur de la *Théorie de l'impôt*, le respect des économistes pour le Gouvernement leur fit croire ce silence conforme à ses vues. »

1 Du 19 au 24 décembre 1760. L'emprisonnement fut suivi d'un exil de deux mois au château du Bignon.

2 Le passage que nous avons précédemment cité et qui avait été signalé par Berryer à Mme de Pompadour n'était pas le seul audacieux.

« Votre puissance, disait encore Mirabeau au roi, n'est autre chose que la réunion des volontés d'une multitude forte et active à la vôtre, d'où suit que la disjonction des volontés est ce qui coupe le nerf à votre puissance... Le prince est le chef de l'État, mais il n'est point l'État... Passez-moi le terme : Vous êtes le premier des employés de votre État. » Et Mirabeau ajoutait que l'impôt devait être un tribut consenti volontairement et non une dépouille arrachée par les traitants : « Le tribut est le droit des princes, la dépouille est le crime des tyrans. Imposer avec mesure, avec justice et équité est non seulement de devoir moral et naturel, mais encore de nécessité physique et politique, puisque toute imposition désordonnée ruine l'État et le fisc. »

Mirabeau posait les trois conditions ci-après, déjà indiquées par Quesnay dans son article *Impôts* :

1° Que la contribution soit établie immédiatement à la source des revenus ;

2° Qu'elle soit dans une proportion connue et convenable avec les mêmes revenus ;

3° Qu'elle ne soit point surchargée de frais de perception.

En même temps Mirabeau attaquait les fermiers avec violence : « Les fermiers sont une cause de ruine pour l'État ; ils ont intérêt à ce que l'impôt soit établi sur les consommations parce qu'eux seuls en connaissent le véritable produit ; il leur est indifférent d'apporter des obstacles de tout genre à la consommation, à la circulation, l'action de chacun, pourvu qu'ils s'enrichissent... Partout ils présentent au gouvernement les expédients les plus séduisants et président aux conseils particuliers des finances. Ce sont des vampires qui, par le produit de leurs extorsions, achètent la nation des mains du prince et livrent ensuite le prince, la nation et eux-mêmes à l'ennemi marqué par la Providence. »

Le Marquis reconnaissait que les traitants pouvaient être d'honnêtes particuliers : « Il est peu d'honnêtes citoyens qui, dans ces temps malheureux, n'aient désiré ou même sollicité des places de fermiers, des intérêts dans les traités... Ce ne sont point des individus que j'envisage ici, c'est ce concours détestable d'agents déréglés qui rompt tous les liens de la société, qui ruine la nation, qui détruit la puissance du monarque par l'autorité même du monarque... Il ne faut que supprimer le mot odieux : *financier*. »

« Renversons les fermes d'abord », écrivit aussi le Marquis à son frère. « Je désire, si même je devais devenir ministre demain, que mon livre me précède. »

Le contrôle général était pourtant occupé par Bertin qui réalisait ou préparait des réformes dans le sens physiocratique. C'est sous son ministère que fut instituée la Société d'agriculture de Paris et d'autres société du même genre. C'est peu de jours après sa démission de contrôleur général que fut enregistrée au Parlement la Déclaration du 25 mai 1763, autorisant le transport des grains de province a province sans payer de droits, et bientôt suivie de l'édit de juillet 1764, qui rendit en principe le commerce des grains entièrement libre.

Quesnay aurait pu, comme tant d'autres personnes à la Cour, obtenir un intérêt dans les fermes pour lui ou pour les siens ; bien au contraire, « dans le temps où les profits des fermes étaient ouverts à la commensalité, a écrit le marquis de Mirabeau à son frère, il a lié ses enfants à la glèbe et yceux relégués dans les campagnes. J'ai été témoin qu'il laissa à peine mettre le pied à terre à un sien petit-fils qu'on lui amenait du Nivernais. Je n'aurais pas, dit-il, sauvé le père de l'infection de la capitale, si j'avais voulu y ramener le fils. »

Le docteur fit plus ; il présenta les opérations des financiers comme une cause de ruine, dans l'écrit qu'il fit imprimer par le roi, et il retoucha l'ouvrage du marquis de Mirabeau où les fermiers étaient traités de vampires. Il dut se sentir indirectement visé par la dénonciation qui atteignit son ami. Par là peut s'expliquer la disparition des exemplaires non distribués du *Tableau économique*. Par prudence, ils furent séquestrés et probablement détruits [1].

Quesnay a touché dans ses *Maximes* a des faits d'ordre religieux, cette fois en termes voilés. Dans l'une d'elles, il vise les annates, prélèvement du pape sur le revenu des bénéfices dont il avait l'investiture [2] ; dans une autre, les effets de la Révocation de l'Édit de Nantes [3], sur lesquels il s'était étendu longuement dans l'article *Hommes*.

Dans d'autres maximes, il a repris les idées qu'il avait déjà développées dans l'Encyclopédie, au sujet de l'influence des capitaux

---

1 Deux autres ouvrages au docteur sortis de l'imprimerie royale, des *Observations sur la conservation de la vue* et une *Psychologie ou science de l'âme* sont inconnus. Il est possible que Quesnay ait fait imprimer ces opuscules, l'un médical, l'autre philosophique, avant de remettre au roi le *Tableau économique*.
2 Maxime II.
3 Maxime X.

sur la production agricole [1] et au sujet de la réglementation du commerce des grains [2] ; il a rectifié celles qu'il avait émises au sujet de la population agricole : elle doit, dit-il, diminuer à mesure que croissent les richesses ; il a ajouté, dans l'édition définitive de son Tableau, toute une maxime [3] et la moitié d'une autre [4] pour répondre à l'accusation lancée aux économistes d'être les défenseurs de la cherté du pain parce qu'ils demandaient la liberté de l'exportation du blé.

S'élevant aussi nouveau contre l'abominable devise des exacteurs : « Il faut que le paysan soit pauvre pour l'obliger à travailler », il a dit dans les notes de cette édition définitive : « Les ministres dirigés par des sentiments d'humanité, par une éducation supérieure.., rejettent avec indignation les maximes odieuses et destructives qui ne servent qu'à la dévastation des campagnes. Ils n'ignorent pas que ce sont les richesses des habitants des campagnes qui font a naître les richesses de la nation. »

Et il a formulé cette devise audacieuse :

« Pauvres paysans, pauvre royaume », qui fut accentuée dans la Physiocratie, en y ajoutant « Pauvre royaume, pauvre roi ».

Quant à l'impôt direct et unique, c'est dans les maximes du Tableau et dans les notes à l'appui que Quesnay en a exposé nettement les bases.

Persuadé que toutes les sommes détournées des emplois agricoles étaient comme perdues puisqu'elles ne contribuaient pas à la reconstitution du produit net, il ne voulait pas qu'elles fussent accumulées dans les mains des prêteurs de l'État, ni qu'elles sortissent du royaume sans compensation ; il ne voulait pas non plus que leur formation et leur emploi fussent gênés par le fisc.

« L'impôt bien ordonné, dit-il en note dans son édition définitive, c'est-à-dire l'impôt qui ne dégénère pas en spoliation, doit être regardé comme une partie du revenu détachée du produit net des biens-fonds d'une nation agricole... Il ne doit pas porter sur les avances du laboureur, ni sur les hommes de travail, ni sur la vente des marchandises... Sur les avances, ce serait une spoliation qui

1 Maximes VIII et IX.
2 Maxime XII.
3 Maxime XXI.
4 Maxime XII.

éteindrait la reproduction, détériorerait les terres, ruinerait les fermiers, les propriétaires et l'État. Sur le salaire des hommes de travail et sur la vente des marchandises, il est arbitraire et les frais de perception surpasseraient l'impôt, retomberaient sans règle sur les revenus de la nation. L'imposition sur les hommes de travail n'est qu'une imposition sur le travail, de même qu'une imposition sur la terre ne serait qu'une imposition sur les dépenses de la culture. L'imposition sur les marchandises est une surcharge qui réduit le peuple à une épargne forcée sur la consommation. »

Et faisant allusion à la *Dîme royale* de Vauban, Quesnay ajoutait :

« L'impôt en nature n'aurait aucun rapport avec le produit net ; plus la terre est médiocre et plus la récolte est faible, plus il est onéreux et injuste. »

La plupart de ses autres maximes sont dirigées contre le mercantilisme ; mais le docteur oubliant le principe : l'argent n'est pas la richesse, qui était pourtant son point de départ, a émis à plusieurs reprises des opinions voisines des erreurs qu'il s'efforçait de dissiper. Témoin ce passage paradoxal tiré de ses notes :

« On doit distinguer les biens qui ont une valeur usuelle et qui n'ont pas de valeur vénale d'avec les richesses qui ont une valeur usuelle et une valeur vénale. Par exemple, les sauvages de la Louisiane jouissaient de beaucoup de biens qui n'étaient pas des richesses. Mais depuis que quelques branches de commerce se sont établie, entre eux et les Français, les Anglais, les Espagnols, etc., une partie de ces biens est devenue richesse. Ainsi l'administration d'un royaume doit tendre à procurer à la nation la plus grande abondance possible de productions et la plus grande valeur vénale possible, parce qu'avec de grandes richesses, elle se procure par le commerce toutes autres sortes de richesses et de l'or et de l'argent dans la proportion convenable. »

Et ailleurs : « Une nation agricole doit favoriser le commerce extérieur actif des denrées du crû par le commerce extérieur passif des marchandises de main-d'œuvre qu'elle peut acheter à profit de l'étranger. Voilà tout le mystère du commerce : à ce prix ne craignons pas d'être tributaires des autres nations. »

Il a dit de même dans les *Maximes* : « Telle est la valeur vénale, tel est le revenu [1]... Le bas prix des denrées fait baisser les salaires, ce qui diminue le revenu de la nation [2]. »

Ce sont là des contradictions dont on ne saurait s'étonner dans la bouche d'un précurseur. Combien d'économistes plus modernes n'ont pas erré quand ils ont parlé de la richesse !

Mais, ainsi que nous l'avons dit si souvent déjà, Quesnay n'a jamais demandé l'intervention du gouvernement pour soutenir le prix des produits.

Pour les denrées du crû, il réclamait la liberté de l'exportation ; celle de l'importation n'était pas en cause.

Pour les produits manufacturés, il voulait la liberté complète ; « Qu'on laisse aller d'elles-mêmes les dépenses stériles, » dit-il dans ses maximes.

Et lorsqu'il révisa la *Théorie de l'impôt* du marquis de Mirabeau, il eut l'occasion de s'expliquer plus nettement à ce sujet dans une note qu'il mit en marge du manuscrit de son ami. Mirabeau demandait la suppression des droits de douane, mais songeant à l'acte de navigation de Cromwell, il faisait exception pour les relations avec les pays ayant une politique de commerce exclusive, c'est-à-dire avec l'Angleterre ; il voulait lui appliquer la loi du talion.

« Je ne reconnais pas ici les principes prospères et fermes de M. le Marquis, écrivit Quesnay. Cette peine du talion n'est autre chose que gêne pour gêne ; ainsi double gêne au préjudice du commerce.. Que nous importe si un acheteur est Anglais, Français, Hollandais, etc. ? Veut-on faire payer la sortie de nos marchandises à cause que l'étranger nous en fait payer l'entrée chez lui, ce serait les accabler d'une double charge qui pèserait sur la vente au préjudice du vendeur ; ce serait donc diminution du débit. Veut-on faire payer l'entrée des marchandises de l'étranger parce qu'il fait payer chez lui l'entrée des nôtres ? Sur qui tombera cette entrée ? Ce sera pour la plus grande partie sur nous. N'est-ce pas là battre notre cheval parce que notre voisin l'a battu ? »

Mirabeau fit disparaître dans on ouvrage le passage que le docteur incriminait ; le libre échange sans restrictions devint une des bases de la doctrine physiocratique.

1 Maxime XII.
2 Maxime XIII.

Beaucoup d'autres points de cette doctrine se précisèrent peu à peu lorsque les économistes eurent à discuter avec leurs adversaires. C'est pour tenir compte des modifications qu'elle avait déjà subies en 1767, que les maximes du *Tableau économique* furent complétées dans la *Physiocratie*.

Celles qui furent alors ajoutées sont les suivantes [1] :

1) Que l'autorité souveraine soit unique et supérieure à tous les individus de la société et à toutes les entreprises injustes des intérêts particuliers. Le système des contre-forces dans un gouvernement est une opinion funeste qui ne laisse apercevoir que la discorde chez les grands et l'accablement des petits.

2) Que la nation soit instruite des lois générales de l'ordre naturel, qui constituent le gouvernement évidemment le plus parfait.

3) Que le souverain et la nation ne perdent jamais de vue que la terre est l'unique source des richesses et que c'est l'agriculture qui les multiplie.

4) Que la propriété des biens-fonds et des richesses mobilières soit assurée à ceux qui en sont les propriétaires légitimes ; car la sécurité de la propriété est le fondement essentiel de l'ordre économique de la société.

17) Que l'on facilite les débouchés et le transport des productions et des marchandises de main-d'œuvre par la réparation des chemins et par la navigation des canaux, des rivières et de la mer.

18) Qu'on maintienne la liberté du commerce, car la police du commerce intérieur et extérieur la plus sûre, la plus exacte, la plus profitable à la nation et à l'État consiste dans la pleine liberté de la concurrence [2].

Aucune de ces interpolations n'est contraire aux opinions que Quesnay avait alors adoptées ; mais plusieurs d'entre elles diffèrent de celles qu'il professait dix ans auparavant.

Il n'avait dit nulle part en termes absolus que la terre est l'unique source des richesses et n'avait parlé, que pour les pays agricoles, reconnaissant que le pays maritime pouvaient s'enrichir par le commerce [3].

---

1 Nous ne donnons que le début de chacune d'elles.
2 Quelques changements furent, en outre, introduits dans le texte d'autres maximes.
3 Notamment dans l'article *Hommes* inédit.

Il n'avait que très incidemment émis des vues sur les lois naturelles de l'ordre social et n'avait nullement songé au despotisme légal. Le Mercier de La Rivière ne s'était pas encore installé en robe
de chambre dans son entresol pour écrire, à côté de lui, l'*Essai sur
l'ordre naturel et essentiel des sociétés politiques*. Quesnay, en ter-
minant ses *Extraits des maximes de Sully*, avait parlé sans doute de
« l'autorité tutélaire », mais il n'avait pas attaché à cette expression
l'importance que ses disciples lui attribuèrent ensuite.

Bien au contraire, dans les notes marginales d'un *Essai sur la monarchie* du marquis le Mirabeau qui, selon toute vraisemblance,
doit dater de 1758, car on trouve en tête le dialogue qui figure dans
la quatrième partie de l'*Ami des hommes*, il avait, pour indiquer à
son disciple les questions à élucider, manifesté en politique théorique des sentiments très éclectiques :

« Il n'y a point, en ces matières, d'universel *a parte rei*. Tout est
espèce ; tout est individu dans la nature.

» La République ne doit pas être mise, en général, en opposition
avec la monarchie sans distinction des États... La monarchie est
un corps organisé qui change constamment de tête, ce qui rend
ce genre de gouvernement fort redoutable... Le gouvernement
monarchique peut-il être régulier, peut-on espérer de l'uniformi-
té dans une suite de princes si différents par la capacité, par les
passions ?... La constitution d'une bonne monarchie, établie sur les
qualités requises dans une suite de monarques, est une monarchie
idéale et la vérité est moins l'incapacité du souverain que l'abus de
l'autorité confiée à des ministres qui est redoutable. Comment les
prévenir ?... ».

Lorsque fut dressé le *Tableau économique*, la doctrine physiocratique, telle qu'elle nous a été transmise par ses derniers défenseurs
n'était pas encore entièrement constituée. Mais elle prenait un
corps et c'est ce qui explique l'enthousiasme des disciples, pour ce
travail obscur. En perdant son aspect mystérieux, le *Tableau* n'a
pas gagné en intérêt ; il conserve toutefois un rang important dans
l'histoire économique parce qu'il dénote un grand effort [1] et parce

---

1 « Il est la première exposition synthétique du mouvement de la richesse auquel se
ramène la vie organique des sociétés, dit M. Denis, et quand je considère l'effort de
génie qu'il fallut pour le concevoir, j'avoue que je suis bien près de partager l'enthousiasme de Mirabeau. »

que, plus qu'aucun autre écrit, il a contribué à assurer le triomphe de l'école libérale sur l'école mercantile et réglementaire ; il a été le drapeau autour duquel se sont groupés les Physiocrates.

Les propos très osés qui se trouvent dans les *Maximes* lui donnent en outre le caractère d'une œuvre de circonstance, qui a dû influer sur l'esprit des gouvernants. A cette époque, les donneurs de conseils étaient nombreux, mais ils étaient guidés par des vues empiriques ou naïves [1]. A leur tête était le Parlement qui, rétabli en septembre 1757 sous la présidence d'un des Molé, faisait sentir aux ministres le besoin qu'ils avaient de lui pour l'établissement de nouveaux impôts :

« Vous avez vu d'autres tableaux ces jours-ci, avait écrit Quesnay à Mirabeau en lui envoyant la première épreuve du Tableau. Il y a de quoi méditer sur le présent et sur l'avenir. Je suis de la dernière surprise que le Parlement ne présente d'autres ressources pour la réparation de l'État que dans l'économie ; il n'en sait pas si long que l'intendant d'un seigneur qui dépensait plus qu'il n'avait de revenu et qui le pressait de lui trouver des ressources ; celui-là ne lui dit pas : épargnez ! mais il lui représenta qu'il ne devait pas mettre les chevaux de carrosse à l'écurie et que, tout étant à sa place, il pourrait dépenser encore davantage sans se ruiner. Il paraît donc que nos remontrants ne sont que des citadins bien peu instruits sur les matières dont ils parlent et sont là d'un faible secours pour le public.

» Votre dernière lettre remarque bien que les efforts des particuliers sont fort stériles ; mais il ne faut pas se décourager, car la crise effrayante viendra, et il faudra avoir recours aux lumières de (la) médecine. Vale. »

La préoccupation de Quesnay est visible ; elle se retrouve dans une des *Maximes* [2]. A la politique d'expédients que suivaient les ministres, à la politique terre à terre que préconisait le Parlement, il voulait opposer une politique à longue portée ayant pour but d'augmenter les ressources du Trésor par l'augmentation de la ri-

1 « Il ne faut pas confondre, disait Quesnay, les principes de la science du gouvernement économique avec la science triviale des opérations spécieuses de finances qui n'ont pour objet que le pécule de la nation et le mouvement de l'argent par un trafic d'argent où le crédit, l'appât des intérêts, etc., ne produisent, comme un jeu, qu'une circulation stérile. »

2 Maxime XIII.

chesse du pays. Il voyait venir la crise effrayante et cherchait les moyens de la conjurer. On ne peut s'empêcher de rapprocher sa lettre prophétique du propos que tint chez lui, dans son entresol, son disciple préféré, Le Mercier de la Rivière, et que nous avons déjà rapporté, et aussi de cette réflexion que Du Pont de Nemours fit à Mirabeau fils en 1779 : « A la mort de M. de Maurepas, tout sera en confusion. Le roi aura le hoquet, et qui sait ce qui arrivera ?[1] »

---

1 Lettres originales tirées du Donjon de Vincennes.

LA PHYSIOCRATIE

I. La *Philosophie rurale*. La liberté du commerce des grains. Choiseul. Mort de Mme de Pompadour. — II. Le dauphin, fils de Louis XV. Le *Journal de l'agriculture*. Le libre échange. — III. Le droit naturel. — IV. Le despotisme légal et Le Mercier de La Rivière.

I. La *Philosophie rurale*. La liberté du commerce des grains. Choiseul. Mort de Mme de Pompadour.

Les détails dans lesquels nous sommes entré au sujet du *Tableau économique* nous dispensent de parler longuement de la *Philosophie rurale* qui n'en est que le développement et que les Physiocrates ont eux-mêmes condamnée à l'oubli, malgré l'assistance que Quesnay avait donnée au marquis de Mirabeau pour la confection et la publication de cet ouvrage. Signalons que dans la Préface, le disciple développa sur un ton religieux une pensée empruntée à Malebranche :

« L'amour de l'ordre n'est pas seulement la principale des vertus morales ; c'est l'unique vertu, la vertu mère, fondamentale, universelle. Rien n'est plus juste que de se conformer à l'ordre, rien n'est plus juste que d'obéir à Dieu. » On verra plus loin cette pensée reparaître dans les écrits de Quesnay.

Signalons aussi que, dans la *Philosophie rurale*, se retrouvent les idée du docteur sur l'intérêt de l'argent, sur les rentes d'État, sur les impôts.

Grimm, toujours acerbe, a dit de cet ouvrage : « On m'a assuré que c'est un galimatias fort chaud et très hardi. » Et ensuite : « C'est un recueil d'idées communes énoncées d'une manière énigmatique. On peut dire que rien n'est plus obscur que cet ouvrage si ce n'est la préface qui est en tête. » Les disciples de Quesnay ont été presque aussi sévères.

On a vu déjà ce qu'a dit Mirabeau parlant au margrave de Bade ; précédemment, en 1767, dans les *Éphémérides*, le Marquis avait écrit que son livre « était chargé des fautes et de la surabondance de son auteur, de la bizarrerie de son style avec celui du principal fondateur [1] qui y avait fourni toutes les parties d'étude approfondie

---

1 Quesnay refit alors le *Tableau économique*, en prenant pour point de départ un revenu de 20.00 livres.

et toutes les inversions et opérations du *Tableau*, chargé encore des fautes innombrables de l'imprimeur... »

La même année, Baudeau avait reconnu que la *Philosophie rurale* n'était « point un ouvrage de pur agrément. »

Préparée par Mirabeau et complétée par Quesnay pendant la période de silence forcé qui avait suivi l'envoi du Marquis à Vincennes, elle avait été imprimée après la paix de 1763 [1], lorsque la publication de brochures de Roussel de la Tour, de Du Pont de Nemours [2] et d'autres sur la *Richesse de l'État* avait fait penser que le gouvernement se relâchait de sa sévérité au sujet des écrits où il était implicitement ou non question de finances. Cependant elle fut supprimée et ne fut rendue publique qu'au commencement de 1764 [3].

L'année précédente, avait paru la Déclaration du 25 mai 1763 qui donnait à tout sujet de quelque qualité ou condition qu'il fût le droit de vendre des grains et d'en mettre en magasin sans être astreint à aucune formalité, sauf en ce qui concernait l'approvisionnement de Paris [4] ; était annoncée en outre, l'abolition des droits de péage, de passage, de pontonnage, de travers perçus sur les grains et farines, ainsi que Quesnay l'avait demandé dans l'*Encyclopédie* : « Ceux à qui ces droits appartiennent, avait dit le caustique docteur, seront suffisamment dédommagés par leur part de l'accroissement général des revenus des biens du Royaume. »

Lorsque la Déclaration fut envoyée pour enregistrement au Parlement, l'opposition fut vive. Joly de Fleury, avocat général, fit l'éloge des anciens règlements et constata avec regret qu'il s'était élevé un nouveau système, qu'un grand nombre de personnes, « dans des vues désintéressées sans doute », signalaient les lois existantes comme des entraves au progrès de l'agriculture et du commerce. L'abbé Terray, rapporteur, fut aussi peu favorable, mais il conclut en disant : « Essayons de la loi nouvelle ; si, comme il y a lieu de le craindre, l'expérience en prouve les inconvénients, on reviendra aux anciennes lois. »

---

1 Février.
2 Réflexions sur la Richesse de l'État.
3 Grimm.
4 « L'approvisionnement de la capitale est un objet trop important pour qu'on y touche sans de nouvelles ressources », lit-on dans le *Préambule*.

L'enregistrement fut voté à deux ou trois voix de majorité, le 22 décembre, huit mois après le dépôt. Le contrôle général venait d'être donné à Laverdy [1]. Bertin à demi sacrifié, restait ministre, mais sans grandes attributions ; il n'avait plus à s'occuper du commerce extérieur, « Je suis ministre en pied, mais je n'ai rien à faire », lui a fait dire un chansonnier.

Le Gouvernement n'était pas disposé pourtant, au sujet des grains, à retourner en arrière. Une loi plus générale encore que la Déclaration de mai était en préparation. La Cour le savait ; elle avait été mise en garde contre les tendances libérales de l'administration par Joly de Fleury dans son réquisitoire.

La loi nouvelle fut bientôt connue ; elle était précédée d'un préambule conçu en termes tout autres que ceux de la Déclaration ; les vieux préjugés n'étaient plus ménagés [2].

Les principes du libre échange y étaient indiqués ; il y était reconnu que les mesures de protection nuisaient à la fois à la production et à la consommation ; il était signalé que les permissions particulières de circulation ou d'exportation engendraient le monopole. La rédaction, due à Trudaine, avec la collaboration de Turgot et de Du Pont de Nemours, était entièrement conforme aux idées de Quesnay [3].

Le dispositif de l'édit confirmait que tous les sujets du roi, même nobles et privilégiés, pourraient faire librement le commerce des grains et que l'exportation et l'importation seraient entièrement libres ; il défendait à quiconque de mettre des obstacles à la circulation et abrogeait toutes les lois contraires, sauf pour l'approvisionnement de Paris.

De faibles droits de douane étaient mis à la frontière, mais la sortie n'était autorisée que par les grand ports ; l'exportation était réservée, dans l'intérêt de la marine marchande, aux vaisseaux français, commandés par un capitaine français, dont les deux tiers de l'équipage étaient français, selon le système de Colbert. Enfin, pour le cas où « contre toute attente et malgré les espérances légitimes que

1 12 décembre 1763.
2 Voir le texte dans Du Pont de Nemours et l'École Physiocratique.
3 A la même époque, 25 août 1763, Thomas obtint le prix d'éloquence pour son éloge de Sully. Son discours fit grand bruit ; des retranchements nombreux y furent faits pour l'impression.

donnait la libre entrée des blés étrangers », les prix atteindraient 12 livres 10 sols le quintal sur un point de la frontière pendant trois marchés consécutifs, l'exportation devait être suspendue sur ce point de plein droit, non jusqu'à ce que les prix eussent baissé, ce qui eût été logique, mais jusqu'à ce qu'il en eût été ordonné autrement par arrêt du Conseil.

Ces restrictions qui formaient un singulier contraste avec le préambule, avaient été introduites par le nouveau contrôleur général Laverdy, « plus entraîné que convaincu » et si peu favorable aux économistes, qu'il fit interdire, par une Déclaration du 28 mars 1764, presque au lendemain de la distribution de la *Philosophie rurale*, de rien écrire et publier sous peine de la vie sur la réforme ou l'administration des finances. La stupide rigueur de cette loi en empêcha l'exécution.

C'était Choiseul qui avait fait nommer Laverdy pour contenter le Parlement. Choiseul détestait Quesnay au point de dire à Du Pont : « Vous pouvez choisir ; les amis de M. Quesnay ne sont pas les miens. » Pour balancer le crédit du principal ministre auprès des Parlementaires, Mme de Pompadour fit instituer une Commission prise parmi eux en vue d'examiner l'état des finances et de rédiger des mémoires sur chacune de leurs parties. Quesnay était vraisemblablement l'instigateur de cette mesure ; Du Pont fut désigné comme secrétaire de la Commission. Mais la lutte engagée contre Choiseul fut courte : Mme de Pompadour tomba gravement malade ; grâce aux soins de son fidèle médecin, elle entra bientôt en convalescence et put recevoir Du Pont de Nemours à qui elle parla de la Commission des finances ; puis elle eut une rechute. Alors Choiseul décria les avis médicaux de Quesnay, le traita de « vieux fou », prétendit que son attachement pour la malade lui avait fait tourner l'esprit et obtint du roi que le docteur Richard, qu'il avait amené, déciderait du traitement à appliquer

Mme de Pompadour se soumit ; son mal empira ; elle se sentit mourir, Elle dit à plusieurs reprises à Quesnay : « Que voulez vous, mon pauvre ami, nous ne sommes pas les maîtres ». Le 15 avril 1764, elle expira.

Quesnay, désespéré, attribua l'événement à la violence du traitement que Richard avait prescrit et se persuada que ce médecin en avait prévu les effets.

On ne doit point assurément attacher plus d'importance qu'il ne convient à cette accusation. Du Pont de Nemours pensa que Richard était tout simplement un ignorant ; mais Quesnay garda sa conviction toute sa vie ; et peut-être l'exprima-t-il publiquement, car Choiseul parla d'envoyer le mécontent dans une citadelle et de mettre en même temps Du Pont à la Bastille. Ces menaces, sincères ou non, furent rapportées à Quesnay par ses amis, le Marquis de Scépeaux, M. d'Angivillers et la Marquise de Montmort.Choiseul sentit enfin qu'en persécutant le médecin qu'il avait fait écarter, il donnerait un fondement à des soupçons odieux qui se répandaient déjà et se tint tranquille.

La mort de Mme de Pompadour ruina le crédit de Quesnay. Si la favorite n'avait pas été considérée comme perdue, Laverdy n'aurait pas osé, observe Du Pont à qui nous empruntons tous ces faits [1], proposer sa loi contre les écrits financiers.

Et le disciple ajoute que Quesnay fut abandonné de tout le monde : quatre personnes seulement continuèrent à le voir, Mirabeau, Du Val, chirurgien au palais de Versailles, la Marquise de Montmort et Du Pont de Nemours ; ce dernier seul le vit tous les jours. « Les événements font un beau triage des amis, dit Quesnay ; mais ceux qui restent deviennent bien plus chers, ils héritent de tous les autres. »

II. Le dauphin, fils de Louis XV.
Le *Journal de l'agriculture*. Le libre échange.

On a vu que Quesnay avait conquis la confiance du Dauphin, en le soignant de la petite vérole en 1752. Un biographe [2] a recueilli quelques-unes de ses conversations avec le fils de Louis XV.

Comme Quesnay entrait un jour chez le Prince, celui-ci s'écria :

« Ah ! monsieur Quesnay, c'est chasser sur vos terres, nous parlons économie, nous nous promenons dans les champs. — Vous vous promenez dans votre jardin, répondit le docteur, c'est là que poussent les fleurs de lys. »

Un autre jour, le Dauphin avançait modestement que la charge

---

1 L'enfance et la jeunesse de Du Pont de Nemours.
2 De Romance. — Ces anecdotes ne se trouvent pas dans les autres Éloges de Quesnay.

d'un roi était bien difficile à remplir : « Je ne trouve pas, répondit Quesnay. — Et que feriez-vous, si vous étiez roi ? — Je ne ferais rien. — Et qui gouvernerait ? — Les lois. »

Le Dauphin se vantait de savoir par cœur l'*Ami des hommes*, qu'il appelait le bréviaire des honnêtes gens [1] ; il étudiait « sérieusement » les finances et avait recueilli des renseignements sur l'état des diverses provinces et sur leurs productions agricoles et industrielles. Il avait rédigé des notes sur des questions financières et économiques. Dans l'une d'elles, il, avait écrit :

« Toute imposition est injuste lorsque le bien général ne l'exige pas. Le monarque n'est que l'économe des deniers de l'État [2]. »

Le Dauphin disait aussi qu'il préférait être aimé des paysans que de l'être de courtisans ; il protégea les sociétés d'agriculture et consulta les hommes compétents ou passant pour tels en administration. Il voulut s'attacher Forbonnais sous le ministère de Silhouette. On ne saurait donc s'étonner qu'il ait aimé à s'entretenir avec un homme tel que Quesnay.

Cependant le docteur ne l'assista pas à ses derniers moments [3]. Peut-être l'explication de son absence se trouve-t-elle dans une anecdote rapportée par un biographe :

« Après une consultation sur une tête précieuse, un médecin fameux dont l'avis avait prévalu quoique avec beaucoup d'opposition, alla trouver Quesnay, retenu chez lui par la goutte, afin de s'appuyer sur son opinion. Quesnay, sentant l'esprit de cette déférence et n'approuvant pas l'avis qui avait passé, répondit Monsieur, j'ai mis à la loterie quelquefois, mais jamais quand elle était tirée. »

Il est possible aussi que la mort de Mme de Pompadour ait enlevé à Quesnay la confiance de la famille royale.

Mais s'il avait perdu son crédit à la Cour, il avait vu se grouper autour de lui de nombreux disciples ; c'est à cette époque que l'École physiocratique se fonda.

L'un des hommes qui aidèrent le docteur à défendre ses idées fut Trudaine. À ses attributions d'Intendant des finances, chargé du détail des Ponts et Chaussées, il avait joint « le détail » du com-

1 Lucas Montigny.
2 Proyer, Vie du Dauphin. — Thomas, Éloge du Dauphin.
3 Le Dauphin mourut le 20 novembre 1765.

merce. Il avait autrefois soutenu Gournay ; il était le principal rédacteur de l'édit de juillet 1764 et était acquis au système financier de Quesnay. « Il était fermement convaincu et il m'a souvent dit, rapporte Turgot, qu'en dernière analyse tous les impôts retombent sur les propriétaires des terres en augmentation de dépense ou en diminution de revenu. » Il avait enfin attaché à ses travaux depuis 1759 son fils, Trudaine de Montigny, plus physiocrate encore que lui-même.

Le *Mercure,* auquel Quesnay avait songé jadis : comme instrument de propagande, lui avait échappé. Le *Journal économique* sur lequel il avait pu compter aussi un moment, puisque les réponses aux *Questions intéressantes* devaient y être insérées, était encombré d'annonces et de descriptions de procédés agricoles.

La *Gazette du commerce,* fondée le 1er août 1763, sous la surveillance de l'administration des finances, avec un privilège de 30 ans qui supprimait par avance tous les ouvrages périodiques qui pouvaient y avoir quelque rapport, servit pendant quelque temps d'organe aux disciples de Quesnay : Le Trosne, Saint-Peravy, Du Pont de Nemours. Mais elle devait fournir au public des renseignements « sur le commerce en gros, en détail et la banque, tant à Paris que dans les principales villes du royaume et de l'étranger » ; on ne pouvait insérer de longues dissertations.

Une combinaison dont on ne connaît pas exactement l'origine, mais à laquelle Trudaine a dû prendre part, permit de créer « sous protection sage et éclairée du ministère », pour défendre les mesures prises au sujet du commerce des grains, le *Journal de l'agriculture, du commerce et des finances,* qui eut les mêmes éditeurs que la *Gazette* et qui en fut nominalement le supplément en raison, sans doute, du privilège de celle-ci.

Cette nouvelle revue, dont la lecture fut recommandée aux sociétés d'agriculture et dont Du Pont de Nemours fut le directeur, à la recommandation de Morellet, devint, de septembre 1765 à novembre 1766 et malgré ses propriétaires, la tribune de l'école de Quesnay. Le *Journal* a contribué, dit modestement Du Pont, à répandre quelques bons principes dans les provinces. Il eut un autre résultat, celui d'amener Quesnay et ses disciples à préciser leurs doctrines.

C'est à cette feuille que Quesnay a donné son *Traité de droit naturel*, le plus vigoureux de ses ouvrages, et les articles curieux et parfois spirituels où, sous l'aspect de l'avocat du diable, il a présenté les arguments contraires à son système, avec une remarquable impartialité.

Ses articles purement économiques sont signés, ou de la lettre H, ou de la lettre N, ou encore du faux nom de De l'Isle. Ils sont tous relatifs à la classe stérile.

Dans l'un d'eux, après avoir expliqué que la prospérité d'un pays provient en grande partie de ses échanges, autrement dit de son commerce, et, dans ce mot, sont compris le commerce proprement dit, l'industrie et les moyens de transport, Quesnay soutient, comme dans ses écrits précédents, que l'agriculture donne seule des richesses renaissantes, des richesses qui ne sont pas consommées à mesure qu'elles sont produites.

Et, pour démontrer sa proposition, il pose ce problème :

Un artisan qui vend son ouvrage, — un cordonnier par exemple, qui vend une paire de souliers, vend tout à la fois de la matière première et du travail. La valeur de son travail et égale à la dépense qu'il a faite pour sa subsistance, pour son entretien, pour la subsistance et l'entretien de sa famille pendant qu'il a travaillé. Elle représente dès lors des consommations et non pas une production. Mais, dira-t-on, ajoute Quesnay, il y a eu production d'une paire de souliers. — Non, il y a eu transformation d'une matière première par un travail, dont la valeur représente des frais de subsistance, etc. La production est une richesse renaissante ; une consommation est l'anéantissement d'une richesse.

Quesnay soutenait un sophisme, tiré d'une fausse conception de la valeur, qu'il supposait égale aux frais de production ; mais le sophisme était habilement présenté.

Le docteur posait cet autre problème :

Dix habitants de Nîmes achètent en Italie et en Espagne 50 millions de cocons qui leur coûtent un million de livres Avec la soie des cocons, ils fabriquent 25.000 douzaines de paires de bas qu'ils vendent aux Portugais et aux Allemands à cent livres la douzaine, ce qui fait 2.500.000 livres. Par cette opération, la France a gagné 1.500.000 livres au dire des partisans du système mercantile. Nous allons voir, répond Quesnay. Si nous vendons pour 2.500.000 livres de bas de soie à l'étranger, nous en consommons bien le double. Notre commerce total en bas de soie à l'intérieur et à l'extérieur est donc de 7.500.000 livres, et ce commerce a nécessité au préalable un achat de 3 millions de livres de cocons. Nous avons donc donné à l'étranger 3 millions et nous lui avons pris 2 millions 500.000 livres. Et pour travailler les bas de soie, nos fabricants, entrepreneurs, commerçants, ont dépensé 4.500.000 livres en consommations. Où est le profit ?

Nous ne nous attarderons pas à discuter ces subtilités, bien qu'on en rencontre d'analogues chez les écrivains modernes qui ne connaissent pas ou ne comprennent pas la théorie de la valeur. Nous croyons plus utile de signaler les parties des doctrines du docteur qui lui ont survécu, en nous gardant d'effacer les erreurs de détail qu'elles contenaient.

Au sujet du libre échange, il s'est exprimé dans le *Journal de l'Agriculture* avec autant de fermeté que dans ses précédents écrits.

« Ceux qui excluent de leur commerce les étrangers, dit-il, seront, par représailles, exclus du commerce des nations étrangères. Tous les avantages attachés à l'exclusion sont anéantis par l'exclusion même.

» A-t-on plus besoin d'acheteurs que de vendeurs ? Est-il plus avantageux de vendre que d'acheter ? Tout achat fait par un commerçant dans un pays suppose une vente dans un autre...

» Plus il y a de commerçants pour exporter et voiturer, plus il y a de concurrence de voituriers, plus ceux-ci sont forcés de mettre leurs gains au rabais, non seulement dans le pays de leur résidence, mais dans les autres pays où s'étend le commerce, soit pour y acheter, soit pour y vendre. Les frais du commerce diminuent, ce qui multiplie les ventes et étend la faculté de dépenser...

» Cessez d'envisager le commerce entre les nations comme un état de guerre et comme un pillage sur l'ennemi. Persuadez-vous qu'il ne vous est pas possible d'accroître vos richesses et vos jouissances aux dépens d'autrui par le commerce...

» Il faut favoriser le commerce par la liberté, par la sûreté, par la franchise, par toutes les facilités possibles. Les prohibitions, les privilèges exclusifs, les prétendus faveurs de cette espèce accordées à des négociants soi-disant nationaux, peuvent leur assurer des profits excessifs. Il n'y a que le commerce libre qui puisse faire fleurir l'agriculture...

» Tout achat est vente et toute vente est achat. Si vous consentiez à vendre à l'étranger des productions qu'il ne payerait point, c'est alors que vous auriez plus vendu qu'acheté...

» Vous voulez acheter de l'argent avec vos produits ; mais l'étranger ne vous donnera pas une somme d'argent plus forte que la valeur de vos produits. L'argent de l'étranger ne vaudra pas pour vous mieux que vos marchandises ; car, s'il valait mieux, l'étranger, qui n'est pas plus dupe que vous, ne vous le donnerait pas en échange.

Voudriez-vous avancer qu'il y a avantage à donner 100.000 écus de marchandises contre 50.000 écus en argent ? L'étranger, dites-vous, consommera les marchandises tandis que votre argent durera. N'est-ce donc rien que de satisfaire à l'emploi final de toute richesse qui est de jouir ? Si vous ne voulez pas dépenser votre argent, on pourra vous dire :

Mettez une pierre à la place
Elle vous vaudra tout autant [1].

» L'avantage de la libre franchise donnée au commerce ne serait pas égale de part et d'autre ? Non. Il serait favorable au pays qui donnerait la franchise, car il attirerait le commerce...

» Devenez riche par la liberté de votre commerce, votre marine marchande s'étendra. Toute nation riche qui a dès ports a toujours une grande marine marchande...

» Une nation doit protéger ses commerçants, mais il est plus intéressant pour elle de protéger son commerce...

» Nulle richesse ne peut appartenir exclusivement à aucun peuple. Le ciel a voulu qu'aucune nation, comme aucun particulier ne puisse jouir de la totalité des biens de la nature qu'en les échangeant contre les productions et les travaux de des semblables. Par une loi physique, irrévocable, bienfaisante et sacrée, l'Être suprême, dans la vue d'unir fraternellement toutes les créatures raisonnables, a fait de l'abondance des richesses, du bonheur de la population, le prix de la liberté du commerce, et de la misère des hommes présents, de l'anéantissement des races futures, la peine

1 On retrouve ici Boisguilbert.

des prohibitions.

» Commerçons-nous avec une nation ? Il n'y a pas de mal à l'enrichir ; car, si ceux avec lesquels nous commerçons n'étaient pas riches, nous ferions un pauvre commerce ! »

Et Quesnay n'est pas moins précis au sujet de la liberté du commerce colonial que de la liberté du commerce international :

» Un privilège exclusif augmente les frais de transport, diminue pour les colonies les moyens d'être bien fournies et à bas prix, restreint les marchés de la métropole. »

Enfin il, avance cette proposition où est formulée la loi du moindre effort, déjà indiquée dans les *Questions intéressantes* :

« Obtenir, la plus grande jouissance possible avec le moins d'efforts possible, c'est la perfection de la conduite économique. »

Plus encore que Vincent de Gournay, le docteur avait toujours eu pleine confiance dans *le laissez faire, laissez passer*. On rencontre même une fois cette formule dans ses écrits, dans une lettre au directeur des *Éphémérides* d'octobre 1707 :

« Vous, Monsieur, avec les auteurs que vous appelez vos maîtres et avec tous les économistes leurs disciples, vous prétendez que la liberté et la facilité du commerce de toute espèce doivent toujours être parfaites, entières, absolues, afin qu'il en résulte la plus grande concurrence possible ; c'est (pour me servir de vos propres termes) de *laisser passer* et de *laisser faire* tous les acheteurs et tous les vendeurs quelconques ; vous soutenez que, par cet unique moyen, on est assuré d'acheter toujours au meilleur marché possible tout ce qu'on achète et de vendre tout ce qu'on vend au meilleur prix possible [1]. » Et Quesnay a traduit la formule libérale de Gournay en un distique suggestif placé en tête de la *Physiocratie*, ainsi qu'on le verra plus loin.

Près de dix ans auparavant, en 1758 ou 1759, à une époque voisine de celle où il était entré en relations avec Vincent de Gournay, il avait mis en marge d'un manuscrit de Mirabeau : « Il ne faut que faciliter le débit et laisser faire. »

Les principaux disciples que la création du *Journal de l'Agriculture, du Commerce et des Finances* groupa autour du docteur furent Du Pont de Nemours, directeur de cette revue, Mirabeau, Abeille,

1 1. Lettre sur le langage de la science économique.

que son *Corps d'observations* sur la Bretagne avait fait connaître, Le Trosne, écrivain de mérite, toujours clair et souvent spirituel, Butré, Saint-Peravy et Le Mercier de la Rivière ; mais en même temps, les adversaires de la nouvelle école se multipliaient.

Le principal était Forbonnais, qui mettait dans sa réfutation du *Tableau économique* une aigreur que des considérations d'ordre scientifique ne suffisent pas à expliquer.

Vauban et Boisguilbert, disait-il, sont les seuls auteurs que l'inventeur du *Tableau* semble avoir lus. Il dénature les faits, il prend ceux qui sont favorables à sa thèse et écarte les autres ; calculs sont viciés par des erreurs et des omissions. Son évaluation de la richesse agricole possible de la France est un « roman » où, après avoir évalué les récoltes en blé à 37 millions de setiers, il suppose qu'elles pourront augmenter de 24 millions sans tenir compte de l'avilissement des prix qui serait la conséquence de cet énorme accroissement. Forbonnais trouvait « regrettable d'entendre donner des leçons à la nation sans avoir aucune connaissance », et de prétendre faire de la philosophie en mettant tous les faits à l'écart.

Il est incontestable que, sur les détails, Forbonnais triomphait ; sa supériorité disparaissait pour les théories.

Partisan du régime réglementaire, bien qu'il eût toujours le mot de liberté à la bouche, il se refusait à voir les effets funestes de l'intervention gouvernementale dans les questions économiques.

La seule de ses critiques théoriques qui frappait juste portait sur le luxe que Quesnay condamnait inconsidérément. Au sujet de la classe stérile, Forbonnais avait senti que le système du médecin de Mme de Pompadour reposait sur une erreur ; mais il ne voyait pas d'où elle provenait. Il acceptait même la proposition fondamentale du système : « Les travaux de l'industrie ne multiplient pas les richesses », et ne savait plus, dès lors, comment en combattre les conséquences. Il était plus faible encore lorsqu'il parlait de l'argent et de la balance du commerce.

« La confiance enthousiaste dans un système de liberté générale et indéfinie » le troublait sans qu'il trouvât des arguments contre elle. A propos du commerce des grains, il distinguait entre les vérités générales et les « vérités locales » dont « l'administration doit suivre le cours et l'instabilité. »

Ses critiques étaient celles d'un érudit, soucieux des points sur les i, et négligent des vues d'ensemble. Elles étaient d'ailleurs à peu près aussi obscures que le *Tableau économique*. « Ce sera, dit plaisamment Grimm, le seul côté par lequel l'auteur se fera estimer de son adversaire. »

Les *Éléments du commerce* avaient valu à leur auteur une place d'Inspecteur général des monnaies créée pour lui en 1756 ; Choiseul en arrivant au pouvoir l'avait consulté. Silhouette lui avait offert, sans le connaître personnellement, une place de premier commis aux finances. Forbonnais avait refusé, mais sur l'ordre du roi, il avait prêté son concours au ministre sous le titre de garde du dépôt du contrôle général. Il avait alors proposé des réformes dont une partie fut mise à exécution [1].

Mais le Dauphin lui demanda des mémoires ; Silhouette apprit le fait, s'imagina que son subordonné voulait le supplanter et se fâcha. Forbonnais dut s'éloigner.

De retour à Paris, à la chute de Silhouette, il fut de nouveau consulté par Choiseul ; en 1763, après la paix, le ministre lui demanda un plan de finances dont il se servit pour harceler Bertin. Le contrôleur général se défendit ; Mme de Pompadour fut hostile à Forbonnais qui fut exilé dans ses terres.

Ainsi, après avoir été considéré comme l'homme te plus compétent en économie politique, et après avoir pris part aux affaires, Forbonnais avait été frappé par la favorite et par Bertin. Les économistes ne l'avaient pas d'ailleurs ménagé ; le marquis de Mirabeau avait dit des adversaires de la nouvelle école qu'ils bêlaient.

On est en droit de se demander si ces divers faits qui sont à rapprocher de la conduite de Choiseul à la mort de Mme de Pompadour n'expliquent pas l'âpreté avec laquelle Forbonnais réfuta l'œuvre principale de Quesnay, quand celui-ci eut perdu sa protectrice.

III. Le droit naturel.

Nous n'avons fait que citer en passant l'article donné par Quesnay au *Journal de l'Agriculture* sur le *Droit naturel*. Il convient d'en parler avec quelques détails, car il est l'embryon d'où est sortie la philosophie sociale des Physiocrates.

1 En 1758.

En 1757, fut publié un *Essai sur l'histoire du droit naturel* du Danois Hubner [1]. Il est possible que cet ouvrage ait inspiré Quesnay.

En tout cas, aucun système de Droit naturel ne l'avait satisfait ; tous lui semblaient exacts par certains côtés, mais tous incomplets, faute par leurs auteurs d'avoir considéré à la fois l'homme « dans ses différents états de capacité corporelle et intellectuelle et dans ses différents états relatifs aux autres hommes », c'est-à-dire dans ses qualités d'être individuel et dans ses qualités d'être social. Quesnay essaya alors d'en déterminer lui-même les bases.

« Le droit de l'homme « aux choses propre à sa jouissance », dit-il, ainsi qu'on peut « définir vaguement » le droit naturel, est limité de toutes parts. Voici un enfant, il a droit à la subsistance fondée sur le devoir indiqué par la nature à ses parents. Que devient ce droit quand ses parents meurent ? Il disparaît, il s'annule, de même que l'usage des yeux s'annule dans un lieu inaccessible à la lumière.

» Hobbes a supposé que « tous ont droit à tout », et il en a conclu que les hommes sont naturellement en état de guerre. Or, le droit de tous à tout est aussi illusoire que le droit de chaque hirondelle à tous les moucherons qui voltigent dans l'air. Le droit de tout être est borné à la jouissance de ce qu'il peut obtenir ; celui de tout homme, à ce que la nature produit spontanément et à ce qu'il peut se procurer par des recherches, c'est-à-dire par du travail. Dans l'état de nature, son droit est indéterminé, puisque la possession des choses n'est assurée par rien. Dans l'état social, le droit de l'individu est encore borné par les moyens dont il dispose.

» Les lois physiques lui fournissent un appui, mais lui opposent des obstacles. Il est un être libre, mais il peut faire de sa liberté un mauvais usage. Il est soumis à des lois positives, mais ces lois peuvent être bonnes ou mauvaises ; elles peuvent avoir été provoquées par des motifs dont la raison éclairée ne reconnaît pas la justice. La multitude des lois contradictoires et absurdes établies successivement chez les nations prouve que le droit positif s'écarte fréquemment de l'ordre le plus avantageux au genre humain.

» Cependant, la recherche de cet ordre est possible. Il doit y avoir des conditions à remplir pour assurer l'ordre.

---

1 Londres, 2 in-8°. — 2ᵉ édition 1767, 2 in-2. Baudeau a rendu compte longuement de cette 2ᵉ édition dans les premiers volumes des *Éphémérides du citoyen*.

» Comment les déterminer ? Ce n'est pas en classant, avec Montesquieu, les gouvernements en monarchiques, aristocratique et républicains ; ce n'est pas en se basant sur des formes adoptées ici et là. Les lois positives varient tellement qu'on ne saurait y trouver les fondements du droit naturel. Il faut remonter à la source du bien ou du mal physique et moral de l'homme social. Si l'on connaît avec évidence les conditions nécessaires du bien, autrement dit les lois naturelles, on connaît l'ordre le plus avantageux.

» En considérant abstractivement l'homme « dans sa solitude », on le voit chargé de sa conservation sous peine de souffrance. « Dans l'état de multitude », c'est-à-dire dans l'état social, on voit tous les hommes avoir le même devoir à remplir. La Société a donc pour fondements « la subsistance des hommes et les richesses nécessaires à la force qui doit les défendre. »

» Pour connaître l'ordre des temps et des lieux, pour régler la navigation et assurer le commerce, il a fallu observer et déterminer les lois du mouvement des corps célestes. On peut de même chercher et découvrir les lois constitutives du meilleur gouvernement possible.

» Et ces lois sont physiques ou morales. La loi physique est le cours réglé de tout événement physique de l'ordre naturel, évidemment le plus avantageux au genre humain. La loi morale est la règle de toute action humaine de l'ordre moral conforme à l'ordre physique, évidemment le plus avantageux au genre humain. » L'ensemble de ces lois forme ce que l'on a appelé la *loi naturelle*. Elle est la base du gouvernement le plus parfait.

» Les lois positives doivent être « des règles authentiques établies par une autorité souveraine pour fixer l'ordre de l'administration, du gouvernement, pour assurer la défense commune, pour faire observer régulièrement les lois naturelles, pour réformer ou maintenir les coutumes, pour régler les droits particuliers des sujets relativement à leurs différents états, pour déterminer l'ordre positif dans le cas douteux, réduits à des probabilités d'opinions ou de convenances, pour asseoir les décisions de la justice distributive. » En termes plus simples, la législation positive consiste surtout dans la déclaration des lois naturelles, dont la connaissance peut seule assurer la tranquillité et la prospérité. »

On a résumé cette thèse en disant : « Un homme se demanda si la société n'obéissait pas à certaines lois naturelles, indépendantes de la forme des gouvernements, que tout pouvoir devait respecter et toujours semblables à elles-mêmes sous le gouvernement d'un seul aussi bien que sous l'autorité de plusieurs. » Ce n'est pas tout à fait exact. Quesnay n'est pas le premier qui se soit occupé des *lois naturelles*. Depuis Pope on en parlait beaucoup en morale. On en parlait en sociologie depuis Montesquieu. Mais Quesnay est le premier qui ait considéré l'organisation sociale au point de vue économique, qui ait regardé les sociétés comme destinées à assurer la subsistance des hommes ou, autrement dit, la satisfaction des besoins individuels.

Ainsi qu'il l'avait déjà fait dans l'*Essai physique sur l'Économie animale*, il écartait es abstractions qui avaient fait jusque-la la base des théories sociales : « Il en a été, dit-il, des discussions sur le droit naturel comme des disputes sur la liberté, sur juste et l'injuste. Uns voulu concevoir comme des êtres absolus, ces attributs relatifs dont on ne peut avoir d'idée complète et exacte qu'en les réunissant aux corrélatifs dont ils dépendent nécessairement et sans lesquels ce ne sont que des abstractions idéales et nulles. »

Il remontait maintenant, par une induction hardie, jusqu'à l'objet des sociétés, et abandonnant dès lors la méthode *a posteriori* qu'il avait toujours préconisée, il tendait à faire de la science sociale une science déductive.

L'expression de lois naturelles qu'il n'a pas toujours appliquée au même objet, celle de droit naturel dont il n'osa se débarrasser, obscurcissent quelque peu son exposé. Elles le conduisent à une fausse notion du droit et du devoir. Au lieu de voir dans le droit un rapport entre des activités, il en a fait un concept abstrait, quoiqu'il repoussât les abstractions, absolu et spécial à chaque individu. Tout homme en venant au monde aurait un droit naturel, variable selon ses facultés et selon les circonstances, le droit de faire ce qui lui est avantageux. On pouvait tirer de ce concept le droit de vivre, le droit au travail, revenir en quelque sorte au droit de tous à tout de Hobbes, ce qui n'était pas assurément dans le sentiment du docteur.

Il aurait dû mieux définir les lois naturelles, montrer comment elles peuvent avoir pour fin le développement le plus grand possible des satisfactions individuelles, tout en assurant l'existence des corps sociaux et la conservation de l'espèce.

C'était une œuvre de longue haleine qui est bien loin d'être achevée aujourd'hui. Mais c'était déjà beaucoup de comprendre que le perfectionnement économique, individuel et social, n'est ni l'effet du hasard, ni celui de l'arbitraire légal, et que la recherche des conditions A remplir pour l'assurer, constitue une étude distincte de celle du droit positif. C'était poser les bases de la science sociale, car une science existe non quand elle a été formée tout entière, ce qui n'arrive jamais, mais quand son objet a été nettement indiqué.

Le *Traité de Droit naturel* était trop concis pour que les lecteurs ordinaires en pussent saisir la portée. Purement spéculatif, il n'était pas de nature à satisfaire la curiosité du public qu'agitaient déjà les discussions sur les problèmes constitutionnels.

Il avait paru dans le *Journal de l'agriculture* de septembre 1765. Un an plus lard, Baudeau se convertissait aux idées de Quesnay, et, au commencement de 1767 transformait les *Éphémérides du citoyen* qu'il avait fondées, pour en faire, avec le sous-titre de « Bibliothèque des sciences morales et politiques », l'organe de la nouvelle école. Dès le début, des théories de politique générale y furent exposées.

Dans l'*Avertissement*, Baudeau distingua entre les lois positives et les lois primitives, qui, dit-il, peuvent seules assurer l'ordre moral et politique, et il expliqua que la recherche de ces lois primitives est l'objet de la science « morale et politique [1] ». Il reprit la même idée dans des articles relatifs à l'ouvrage de Hubner, à la *Théorie des Lois civiles* de Linguet et à d'autres livres, puis dans les *Vrais principes du droit naturel* qu'il fit imprimer séparément sous le titre d'*Exposition de la loi naturelle*.

Mirabeau parla de l'ordre social à propos de l'instruction publique [2]. Quesnay développa enfin des vues politiques dans une série d'articles sur le *Despotisme de la Chine* [3].

Poivre, dans les *Voyages d'un philosophe*, avait fait un tableau enchanteur de l'état de l'agriculture de la Chine et en avait attribué

1 Janvier 1767.
2 En 1767, il commença aussi à publier dans les *Éphémérides* ses *Éléments de la Philosophie rurale*.
3 Mars et juin 1769.

le mérite au gouvernement de ce pays « dont les fondements profonds et inébranlables avaient été posés par la raison seule », à ses lois dictées par la nature et conservées précieusement de génération en génération.

Hubner avait trouvé aussi que la Constitution de l'Empire du milieu était conforme à la loi naturelle. Quesnay, partageant cette opinion ou s'en servant pour couvrir sa pensée, entreprit de démontrer dans ses articles que la monarchie absolue n'est pas toujours redoutable.

« Despote, dit-il, signifie maître out seigneur. Ce titre peut s'étendre aux souverains qui exercent un pouvoir absolu réglé par les lois et aux souverains qui ont un pouvoir arbitraire qu'ils exercent en bien ou en mal sur des nations dont le gouvernement n'est pas assuré par des lois fondamentales... Il y a donc des despotes légitimes et des despotes arbitraires et illégitimes. »

Le despote légitime, le bon despote, envisagé par Quesnay, ressemblait beaucoup au monarque dont le docteur avait un jour parlé au Dauphin, celui qui n'aurait eu rien à faire : « En gros, de quoi s'agit-il pour la prospérité d'une nation ? » lit-on dans les *Éphémérides* ; « de cultiver la terre avec le plus grand soin possible et de préserver la société des voleurs et des méchants... Or la première partie est ordonnée par l'intérêt. » Le gouvernement n'a donc guère à s'occuper que de la seconde : « Oserait-on assujettir définitivement la théorie et la pratique de la médecine à des lois positives ? » Alors pourquoi vouloir réglementer ce qui peut s'organiser de soi-même quand on se conforme aux lois naturelles ?

Le despotisme de Quesnay ressemblait beaucoup à l'individualisme. Pour l'auteur du *Traité de Droit naturel*, l'ordre social était mieux assuré par le développement de l'instruction des citoyens et par leur bonne volonté que par des combinaisons constitutionnelles. L'aristocratie donnait des privilèges aux grands propriétaires de terres ; la démocratie était dangereuse en raison de l'ignorance et des préjugés du bas peuple ; les gouvernements mixtes ne l'étaient pas moins, parce que « l'autorité est alors dévoyée et troublée par les intérêts particuliers exclusifs des différents ordres de citoyens qui la partagent avec le monarque. »

IV. Le despotisme légal et Le Mercier de La Rivière.

Le dernier article de Quesnay figure dans les *Éphémérides* de juin 1767. Dans le numéro suivant, Baudeau annonça l'apparition du livre de La Rivière, l'*Ordre naturel et essentiel des Sociétés politiques*.

Un peu plus tard, en décembre, le même journal signala à ses lecteurs que la *Physiocratie ou Constitution naturelle du Gouvernement le plus avantageux au genre humain* [1] venait de paraître. En tête de ce recueil d'articles écrits par Quesnay pour le *Journal de l'Agriculture*, Du Pont de Nemours avait placé un *Discours préliminaire* où il avait paraphrasé le *Traité de Droit naturel*. Le premier volume renfermait le texte du *Traité*, l'*Explication du Tableau économique*, les *Maximes* et les notes complémentaires des *Maximes*, tous amendés [2] de manière à les mettre en harmonie avec les vues politiques exposées dans les *Éphémérides* et dans le livre de La Rivière.

Enfin Du Pont fit de l'Ordre naturel et essentiel une analyse sous le titre d'Origine et progrès d'une science nouvelle.

Sur la première page de la *Physiocratie* était placé ce distique :

Ex natura, jus, ordo et leges ;
Ex homine, arbitrium, regimen et cereitio.

Il était ainsi indiqué nettement que le gouvernement le plus avantageux au genre humain était issu non de l'arbitraire, de la réglementation et de la contrainte de hommes, mais du droit, de l'ordre, des lois de la nature (φύσις).

L'épigraphe était signée F. Q., c'est-à-dire François Quesnay. Le mot Physiocratie était peut-être aussi de la fabrication du docteur, sans qu'on puisse l'affirmer [3]. Il montrait très bien en tout cas le caractère individualiste du système dont les membres du petit cénacle où présidait Quesnay, exposaient la partie politique.

Le langage des disciples différait toutefois dans la forme de celui du maître. Quesnay était dogmatique avec simplicité ; la sécheresse de son style excluait l'emphase. Les disciples avaient pris un ton prophétique ; La Rivière était solennel [4], Mirabeau, Bandeau, Du

1 2 vol. Le premier porte par erreur la daté de 1769.
2 M. Oncken, dans son édition des *Œuvres* de Quesnay, a souligné les modifications apportées au teste primitif du *Traité de droit naturel*.
3 Baudeau s'en était déjà servi dans l'un de ses articles des *Éphémérides* ; mais, à ce moment, la publication de Du Pont était probablement en préparation.
4 Emphatique et plat, dit Grimm.

Pont de Nemours, enthousiastes. Sous leur plume, les idées les plus ordinaires avaient pris un aspect pompeux. La « justice » était la « justice par essence » ; la connaissance des lois physiques de l'ordre social devait aller jusqu'à « l'évidence » ; la monarchie héréditaire était le « despotisme légal » ; leur système était la « science ». C'était à qui donnerait aux vues de l'école le plus de majesté, à qui prodiguerait au maître les louanges les plus outrées. Si Quesnay était un Socrate, chaque disciple semblait vouloir en être le Platon.

De tous les écrits politiques qui s'étaient ainsi succédé, l'ouvrage de La Rivière était le plus important.

Voltaire qui l'a combattu écrivait à ses amis :

« J'ai lu une grande partie de l'*Ordre naturel et essentiel* [1]. Cette essence m'a porté à la tête... Qu'un seul homme soit le propriétaire de toutes les terres, c'est une idée monstrueuse et ce n'est pas la seule de cette espèce dans ce livre qui d'ailleurs est profond, méthodique et d'une sécheresse désagréable. » — « J'ai lu le livre de La Rivière [2], j'ai peur qu'il ne se trompe avec beaucoup d'esprit. »

L'ouvrage de La Rivière ne renferme pas seulement en effet, une théorie politique, il contient un exposé du système économique de Quesnay.

« L'homme est un être social, explique l'auteur, la société est d'une nécessité physique ; sans elle, la reproduction des subsistances et par conséquent la multiplication des hommes eût été impossible. La connaissance de cette nécessité physique ou des lois de l'ordre physique social conduit à la connaissance des devoirs et des droits des hommes, c'est-à-dire de la justice sociale. Ces droits et devoirs consistent dans l'existence et le rapport de la propriété personnelle, mobilière et foncière ; l'inégalité des conditions est un fait nécessaire.

» Une société doit être organisée conformément aux lois de l'ordre physique et non en vertu de l'arbitraire d'une législation. « La raison des lois est antérieure aux lois ; les lois naturelles sont antérieures aux lois positives. »

» La distinction des trois pouvoirs politiques est illusoire.

» L'ordre social n'est assuré que si le prince n'a pas des intérêts

---

1 Octobre 1767.
2 Décembre 1761.

contraires à ceux des sujets, que si les sujets connaissent et respectent leurs droits et leurs devoirs réciproques.

» Tout antagonisme peut disparaître entre le prince et les sujets, lorsque le monarque est intéressé à la prospérité matérielle, lorsque l'impôt est unique et uniquement foncier ; car alors le prince, co-propriétaire du produit net, voit son revenu augmenter à mesure que croît le produit net.

» Tout antagonisme entre les sujets doit disparaître quand ils sont suffisamment instruits des lois de l'ordre et quand les lois positives assurent l'existence et le maintien de la propriété personnelle et de la propriété matérielle.

» Les élus du peuple ne peuvent être plus soucieux de respecter la liberté et la propriété qu'un monarque héréditaire et absolu intéressé directement au développement de la richesse. Le seul contrôle auquel il convienne de le soumettre est celui du pouvoir judiciaire, en chargeant à la fois ce pouvoir d'administrer la justice et de vérifier la concordance des ordres du souverain avec les lois naturelles ; les attributions du souverain sont alors limitées au maintien de la sécurité. »

On a insinué qu'en menant leur campagne politique en 1767, les Physiocrates ont été poussés par des vues ambitieuses, et que s'ils se prononcèrent pour la monarchie héréditaire et absolue, ce fut dans le but de flatter les princes avec qui ils étaient ou voulaient être en relations.

La Rivière fut, en effet, appelé à la cour de Russie en juillet 1767. Baudeau fut envoyé en Pologne au mois de mars 1768 avec un canonicat, pour donner des conseils à Poniatowski, alors aux prises avec les dissidents de son royaume. Et précédemment, quand les *Éphémérides* étaient devenues l'organe des économistes, Quesnay avait voulu placer ce journal sous le patronage du nouveau Dauphin, le futur Louis XVI. Baudeau avait déclaré qu'il voulait rester libre. lorsqu'il partit en Pologne et céda son privilège des *Éphémérides* à Du Pont, Quesnay reprit le projet ; une épître dédicatoire fut rédigée et agréée par le Dauphin ; mais le marquis de Mirabeau, principal commanditaire du journal, déclara que « les princes devaient mériter les économistes par des sentiments hautement professés », et qu'il désavouerait les *Éphéméride* si elles prenaient une enseigne de cour [1]. Le duc de Saint-Mégrin, fils du duc de la Vauguyon, gouverneur des petits-fils de Louis XV, qui était en relations avec Du Pont, revint à la charge. Mirabeau tint ferme et, dans le même temps, avec une insolence toute aristocratique, « malgré les trembleurs », il dédia ses *Économiques* au grand duc de Toscane [2].

Ces divergences de vues dans la conduite à tenir envers le Dauphin, prouvent déjà que l'insinuation à laquelle nous faisons allusion n'avait guère de fondement. Mais il importe de préciser et il importe aussi de savoir si la paternité de la théorie du despotisme légal appartient à Quesnay.

Le livre de La Rivière ne renfermait rien de subversif, au contraire, puisqu'il était favorable à la monarchie absolue ; le censeur refusa néanmoins le permis d'imprimer. Sartine, lieutenant de police, communiqua le manuscrit à Diderot pour avoir confidentiellement son avis ; Diderot conclut nettement pour l'autorisation. Il fit plus. A cette époque, il avait des relations suivies avec les représentants de Catherine II à qui il avait vendu la nue propriété de sa bibliothèque moyennant une pension. L'envoyé de la tsarine en Espagne voulait, en passant à Paris, consulter un homme versé dans la pratique des affaires coloniales. Diderot désigna La Rivière, qui avait été deux fois intendant de la Martinique. Le prince Galitzin, ambassadeur de Russie fut enchanté de ses entretiens avec le publiciste dont il trouvait l'ouvrage fort au-dessus de celui de Montesquieu [3]. Aussi résolut-il de l'envoyer a Moscou pour collaborer à la rédaction d'un code que Catherine faisait préparer par une grande commission. Lorsque le voyage fut décidé, Galitzin avança 12.000 livres à La Rivière qui partit huit jours après la publication de son livre [4]. Diderot, si l'on en croit Grimm, connaissait les intentions de l'ambassadeur lorsqu'il répondit à Sartine, mais il était si convaincu du mérite de l'ouvrage et de celui de l'auteur qu'il écrivit au sculpteur Falconnet, installé auprès de la tzarine :

« Nous envoyons à l'impératrice un très habile, un très honnête

---

1 Lettre de Mirabeau, du 30 mars 1767, dans Lucas Montigny.
2 Autre lettre du 6 mars 1769.
3 C'est ce qu'il manda à Voltaire. Lettre de Voltaire du 8 août 1767.
4 Il est daté de Londres, et fut imprimé sans privilège.

homme. Nous vous envoyons à vous un galant homme, un homme de bonne société. Ah ! mon ami, qu'une nation est à plaindre lorsque des citoyens tels que ceux-ci y sont oubliés, persécutés et contraints de s'en éloigner et d'aller porter au loin leurs lumières et leurs vertus...

» Lorsque l'impératrice aura cet homme-là, à quoi lui serviraient les Quesnay, les Mirabeau, les Voltaire, les D'Alembert, les Diderot ? A rien, mon ami, à rien. C'est celui-là qui a découvert le secret, le véritable secret, le secret éternel et immuable de la sécurité, de la durée et du bonheur des empires. C'est celui-là qui la consolera de la perte de Montesquieu. »

Et dans une autre lettre, quand La Rivière fut arrivé à Saint-Pétersbourg :

« Le Montesquieu a connu les maladies, celui-ci a indiqué les remèdes [1]. »

Diderot enfin engagea Du Pont de Nemours à résumer l'*Ordre naturel et essentiel* pour le rendre accessible à tout le monde.

Le Mercier de La Rivière de Saint-Médard [2] avait déjà eu une existence mouvementée ; membre du Parlement, il s'était, à deux reprises, mêlé activement des querelles entre la Cour et le Gouvernement et avait facilité le succès d'arrangements préparés par les ministres. Pour ce motif et aussi parce qu'il avait déjà la réputation d'être versé dans les questions financières et commerciales, il avait été nommé en 1758 intendant des îles du Vent de l'Amérique. Mme de Pompadour et De Bernis le protégeaient, peut-être aussi Quesnay avec qui il était alors en relations.

La Rivière arriva à la Martinique lorsqu'elle venait d'être assiégée par les Anglais ; il fit pour sauver la colonie, un emprunt hypothéqué sur ses biens personnels, et il n'en fut ensuite remboursé qu'en partie. En 1762, les Anglais revinrent ; la colonie capitula. La Rivière fit preuve cette fois encore d'énergie et de désintéressement.

Après la paix avec l'Angleterre, il fut renvoyé à la Martinique et y rendit de nouveaux services. Mais, partisan de la liberté commerciale, il permit aux négociants d'apporter de la Nouvelle-Angleterre, sous pavillon quelconque, les produits indispensables,

---

1 Tourneux, Premières relations de Diderot et de Catherine.
2 Il était le fils d'un intendant de la généralité de Tours et était né à Saumur en 1719.

avec faculté pour les importateurs de faire les retours en tafias et gros sirops de la colonie. Les protectionnistes de la métropole organisèrent une cabale contre lui et allèrent jusqu'à l'accuser d'avoir fait le commerce pour son propre compte. Il fut disgracié.

C'est alors qu'il fit de l'économie politique, collabora au *Journal de l'Agriculture* et rédigea son *Ordre naturel et essentiel*.

Il est possible que sa disgrâce ait contribué à lui faire penser que le pouvoir monarchique devait être tempéré par le Parlement ; rien ne prouve qu'il ait prévu les intentions du prince Galitzin et qu'il ait écrit son livre jour flatter Catherine II. La théorie du despotisme légal a attiré les princes du côté des Physiocrates, elle n'a pas été inventée pour leur plaire [1].

Le langage de Diderot, familier de l'entresol de Quesnay, indique en outre que La Rivière en est bien le principal auteur.

Sans doute, d'après ce que Mirabeau a raconté, « il travailla six semaines en robe de chambre dans l'entresol pour fondre et refondre son ouvrage et ensuite renier son père et sa mère » [2].

Sans doute aussi l'*Ordre naturel et essentiel* ne parut qu'après le *Despotisme de la Chine*, de Quesnay et Beaudau n'en a parlé dans les *Éphémérides* qu'au mois de juillet, en signalant que les opinions de l'auteur étaient conformes à celles du docteur.

Mais les disciples de celui-ci étaient trop enthousiastes de son mérite pour ne point lui attribuer la paternité de toutes les idées qui sortaient de l'entresol. Baudeau n'a pas fait allusion aux retards causés par la censure, et Mirabeau était disposé à croire que tous les physiocrates étaient des disciples aussi dociles que lui-même ; lorsqu'il entreprit de convertir J.-J. Rousseau, il ne lui conseilla pas de lire le *Despotisme de la Chine* ; il lui envoya l'*Ordre naturel et essentiel*.

Du Pont de Nemours, dans sa *Notice abrégée*, a d'ailleurs écrit [3] : « M. Baudeau se proposait de donner aux lecteurs des *Éphémérides* l'analyse complète et raisonnée de l'*Ordre naturel et essentiel*. Il a été détourné de ce travail... Au reste, la meilleure analyse qu'il soit

1 Quèrard attribue à Galitzin un ouvrage sur l'Esprit des économistes ou les économistes justifiés d'avoir, par leurs principes, préparé la Révolution française, 1796. Cet ouvrage n'a pas été trouvé à la Bibliothèque nationale.
2 Lettre à Longo, 1788,
3 *Éphémérides* de 1769.

possible d'en présenter se trouve faite d'avance dans la dernière partie de l'ouvrage intitulé *Despotisme de la Chine*, partie qui parut en juin 1767, en même temps que le livre de la Rivière ».

Et Mably, s'adressant à Baudeau, a dit de son côté dans les *Doutes proposés aux Économistes* : « C'est pour préparer à la lecture de l'*Ordre naturel des Sociétés* que vous avez inséré dans votre journal un morceau sur le *Despotisme de la Chine.* »

Or Mably savait ce qui se passait dans l'entourage de Quesnay. « Il y a longtemps, monsieur, dit-il au début de son livre, que je suis comme vous, le disciple des philosophes célèbres que vous appelez vos maîtres. Combien de vérités ne leur devons-nous pas sur la nature des impositions, sur les moyens de faire fleurir l'agriculture et sur le commerce ? »

Grimm enfin a écrit que l'ouvrage de La Rivière, « magnifiquement annoncé » était le premier ouvrage politique des Physiocrates. « Messieurs du mardi [1] avaient annoncé ce livre comme une production merveilleuse. A la vérité, ils s'en attribuaient d'avance toute la gloire ; ils disaient qu'il contenait leurs idées, leurs principes et leurs vues... Baudeau a voulu annoncer et prévenir l'*Ordre essentiel* avec l'*Exposition de la loi naturelle.* »

On peut donc laisser à La Rivière la paternité du despotisme légal ; et il est même possible que la campagne menée dans les *Éphémérides* ait eu pour but d'aider Diderot à triompher des obstacles opposés par le censeur, à la publication du livre.

En tout cas, l'*Ordre naturel et essentiel* a eu, malgré son mérite, sur les destinées de l'École physiocratique une action fâcheuse, en attirant sur elle l'arme terrible du ridicule.

Se fiant aux récits de la tsarine sur le séjour du publiciste en Russie, on raconta qu'il y avait joué un rôle comique. Dès qu'il fut arrivé [2], son premier soin aurait été de louer trois maisons contiguës dont il aurait changé précipitamment toutes les destinations, convertissant les salons en salles d'audiences et les chambres en bureaux... Il aurait écrit en gros caractères sur la porte de ses nom-

---

1 Il s'agit des dîners économiques chez le marquis de Mirabeau. Quesnay y assista quelquefois, ainsi qu'il résulte du passage d'un discours d'ouverture à l'année 1774, prononcé par Du Pont de Nemours, remplaçant Mirabeau, qui faisait ordinairement les discours d'ouverture.
2 Mémoires de Ségur, copiés par J.-B. Say.

breux appartements : département de l'intérieur, département du commerce, département des finances, etc. L'impératrice serait arrivée et aurait tiré le législateur de ses rêves.

Ces récits ne concordent nullement avec ceux de la baronne d'Obertkich et avec les documents que M. Tourneux a publiés récemment.

Des difficultés de tout genre furent opposées à La Rivière par la bureaucratie russe. Les commissaires que la tsarine avait chargés de la rédaction d'un code ne tinrent nullement à mettre un Français dans leur confidence et Catherine ne tint pas non plus à ce qu'il pût pénétrer ses véritables intentions. Le despotisme des Physiocrates ne pouvait, ressembler à celui de l'éminente autocrate. La Rivière quitta dignement la Russie et Choiseul dut reconnaître que sa conduite avait été irréprochable.

Mais Voltaire, pour combattre l'impôt territorial, avait écrit l'*Homme aux quarante écus* où il s'était moqué des gens qui, « se trouvant de loisir, gouvernent l'État au coin de leur feu et décrètent que la puissance législatrice et exécutrice, étant née de droit divin copropriétaire de la terre, a droit à la moitié de ce qu'on mange [1] ». L'abbé Galiani, qui pérorait dans les cercles philosophiques, et Grimm poursuivaient les économistes de leurs épigrammes.

Mais Mably [2] avait discuté leurs théories générales et Graslin avait, non sans talent, cherché à réfuter leur système d'impôt unique, tout en reconnaissant qu'il était presque universellement accepté [3].

---

1 Le roman de Voltaire est de 1768.
2 Les Doutes proposés par Mably aux philosophes économistes sur l'ordre naturel et essentiel des Sociétés politiques, sont datés du 29 octobre 1767.
3 Essai analytique sur la richesse et l'argent, 1767.

LA VIEILLESSE DE QUESNAY

I. Derniers articles économiques. Le pacte de famine. — II. Vieillesse et mort de Quesnay. — III. Son œuvre. — IV. Sa postérité.

I. Derniers articles économiques. Le pacte de famine.

En dehors de son travail sur le *Despotisme de la Chine*, Quesnay donna aux *Éphémérides* quelques articles [1] ayant principalement pour objet de répondre aux objections de Forbonnais. Nous avons parlé du principal d'entre eux : les autres ont peu d'importance. Ce sont ses derniers travaux économiques.

Les *Éphémérides* vécurent encore plusieurs années, mais soit par lassitude, par dégoût ou par ordre, le médecin de Louis XV n'assista plus ses amis dans leur œuvre de propagande.Leur journal remuait pourtant encore une foule d'idées ; les doctrines primitives s'y transformaient sous l'influence de Turgot qui publiait alors ses principaux écrits, dont les *Réflexions sur la formation et la distribution des richesses* (1770), et sous celle de Du Pont de Nemours qui mettait dans l'ensemble de l'unité.

En même temps le nombre des adversaires des Physiocrates grandissait. Ce n'étaient pas seulement des écrivains qui les attaquaient, les mesures prises à l'égard du commerce des grains avaient ameuté contre eux des gens autrement puissants.

On a vu que le Ministère avait facilité la fondation du *Journal de l'Agriculture* pour éclairer les esprits au sujet de ces mesures. On a vu aussi que les restrictions de Laverdy avaient fait de l'édit de juillet 1764 [2] un lange de liberté et de réglementation, un *mezzo*

---

1 Janvier 1761, *Analyse du gouvernement des Incas du Pérou*, par M. A. — Quesnay prétend que, dans ce pays, le produit net se partageait entre le sacerdoce le souverain, les nobles et les colons, sans dépenses pour la classe stérile.

Octobre 1767, *Lettre de M. Alpha*, maître ès-arts, sur le langage économique. C'est une réponse à une lettre de Forbonnais au Journal d'agriculture ; elle traite principalement du libre échange.

Février 1768, *Lettres d'un fermier* (Thibaud) *et d'un propriétaire* (Sidrac, écuyer, seigneur de Bellecour), par M. A. Elles sont relatives aux dépenses stériles ; le fermier comptait que le propriétaire ferait marner ses terres ; le propriétaire, après avoir lu les articles de Forbonnais, fit dorer ses appartements. Quesnay répond en même temps, da s ces lettres, à l'ouvrage de Graslin.

2 Signé par le roi, le 12 juillet, l'édit avait passé au Parlement le 19, sans opposition

termino, selon l'expression de Du Pont.

Dix ans auparavant, les économistes auraient facilement accepté ces restrictions, Quesnay avait admis dans l'*Encyclopédie* que l'exportation pouvait être suspendue quand le blé atteindrait un certain prix. Mais, depuis lors, leurs opinions étaient devenues plus fermes. Ils trouvèrent que l'édit ne répondait pas à leurs espérances et, dans le *Journal de l'Agriculture*, ne cachèrent pas leur sentiment. Au sujet notamment de la disposition qui donnait un monopole à la marine française pour la « voiture des grains », Le Trosne écrivit des articles qui, par leur verve, peuvent être rapprochés des pamphlets de Bastiat.

Cependant Laverdy put croire sa modération justifiée, car « contre toute attente ». ainsi que disait le préambule de l'édit de 1764, le prix du blé haussa fortement en 1768 à la suite de la mauvaise récolte de 1767. Les alarmes vives à Paris gagnèrent la province. Une coalition formidable se forma contre la liberté et ceux qui la défendaient.

En faisaient partie les marchands de grains accrédités qui avaient perdu ou étaient menacés de perdre leurs commissions, les propriétaires des péages à supprimer, bien que le Parlement leur eût promis des indemnités, les fonctionnaires et les parlementaires, conservateurs des anciennes lois, les industriels protégés par les lois douanières et par les privilèges, qui se méfiaient tout à la fois des attaques de l'école libérale contre le colbertisme et de la dénomination de classe stérile adoptée par Quesnay, enfin les officiers dé police des marchés qui craignaient de voir abolir leur charges ; un édit d'avril 1767 avait déjà supprimé celles des mesureurs de grains, en maintenant les droits de mesurage pour donner des indemnités aux titulaires ; le 10 avril 1768, ceux-ci devaient avoir produit leurs titres.

On répéta de tous côtés que la liberté, bonne en théorie peut-être, ne résistait pas à la pratique, qu'elle faisait pencher la balance du commerce en faveur des étrangers, qu'en élevant le prix des subsistances, elle amenait la hausse des salaires et nuisait à l'industrie, qu'enfin elle favorisait le monopole des grains.

Depuis longtemps les économistes avaient affirmé que l'exporta-

---

apparente.

tion, quoique avantageuse au producteur, ne devait pas nuire au consommateur. Mais ils avaient trop insisté sur les profits que le laboureur devait en tirer. « En achetant la livre de pain quelques liards plus cher, avait dit Quesnay, les citoyens dépenseront moins pour satisfaire à leurs besoins ; le pain n'est pas la seule nourriture des hommes ; c'est l'agriculture qui fournit les autres aliments ; si elle est prospère, elle les donnera à meilleur marché. »

Les économistes s'étaient félicités des effets du renchérissement pour les producteurs dans les années d'abondance ; on les fit parler pour tous les temps. Il fut entendu qu'ils étaient partisans de la cherté du pain dans l'intérêt des propriétaires, quoiqu'ils voulussent les frapper de l'impôt unique et qu'ils désiraient la hausse des salaires qui, disait-on, suivaient le prix des subsistances [1].

La liberté du commerce des grains, en atténuant les effets de la disette et ceux de la grande abondance, en augmentant la richesse par la multiplication des échanges, aurait eu quelque influence sur les salaires, mais bien plus sur les salaires agricoles que sur les salaires industriels déjà soutenus par le régime corporatif.

Mais les personnes qui profitent des mesures réglementaires font en tous temps, entre elles, cause commune, même sans motifs réels. Toutes se liguèrent, en 1768, contre l'édit rendu quatre ans auparavant.

Les marchands de grains, dont la liberté gênait les tentatives de monopoles si fréquentes sous l'ancien régime, prétendirent que le monopole existait, que le gouvernement et ses agents en étaient les auteurs, que les économistes étaient les dupes ou les complices des manœuvres

L'écho des accusations lancées contre les Physiocrates se trouve dans les feuilles du temps, dans les discussions parlementaires, dans la correspondance de l'intendant d'Orléans, Cypierre, publiée il y a quelques années [2]. L'une des lettres de cet intendant est adressée à Trudaine de Montigny, alors intendant de finances chargé de la police des grains ; on y lit :

« M. Le Trosne, avocat du roi à Orléans, qui est connu pour faire le commerce des grains, est tellement haï, pour ne pas dire méprisé

1 Quesnay avait dit, après Boisguilbert, que les salaires haussent avec la cherté et baissent avec l'abondance.
2 Par M. Bloch.

dans cette ville que le peuple, en le voyant revenir de Paris au moment de l'augmentation du blé, l'a cité en plein marché pour être le principal auteur de sa misère [1]. »

Trudaine de Montigny répondit qu'il était bien dangereux de juger « d'après des faits rapportés par des gens du peuple, le plus souvent destitués de vraisemblance ».

« Je suis on ne peut plus surpris, ajoute-t-il, de ce que vous me mandez de M. Le Trosne ; je le connais plus par ses ouvrages que personnellement, mais c'est sûrement un homme de beaucoup d'esprit et de mérite ; les cris de quelques femmes du peuple ne me feraient pas changer d'avis à son égard, et les faits avancés contre un homme de son mérite doivent, avant d'être crus, avoir des garants plus imposants que des clameurs populaires, fondées sur ce qu'il soutient par écrit et de vive voix, la nécessité de la liberté du commerce des grains [2]. »

En effet, Le Trosne avait été chargé par le Gouvernement d'éclairer le public, et il avait rédigé dans ce but une brochure excellente : « La liberté du commerce des grains toujours utile et jamais nuisible ! »

Cypierre ne pouvait lui reprocher que d'avoir critiqué journellement et publiquement les mesures arbitraires que cet intendant prenait au mépris de la loi. Non seulement Le Trosne n'avait pas fait le monopole, mais il avait le premier signalé l'existence de manœuvres nées des restrictions dues à Laverdy, dans les *Éphémérides* de novembre 1767.

On se rappelle que le cours limite qui faisait fermer automatiquement les ports à l'exportation était de 12 livres 10 sols le quintal ; il était possible à des spéculateurs, eu égard aux difficultés des transports à cette époque, de faire monter dans une ville maritime où des blés étaient prêts à sortir, les prix à ce cours limite pendant les trois marchés consécutifs exigés, de faire ainsi fermer le port et d'acheter ensuite à bas prix les blés approvisionnés qui n'avaient plus d'écoulement. Il était possible ensuite à ces spéculateurs de vendre les mêmes blés sur un marché de l'intérieur, à très bon prix, car, il suffisait d'annoncer la fermeture d'un port pour faire naître des craintes de disette.

1 7 septembre 1768.
2 9 septembre.

Des manœuvres de ce genre furent faites sur un grand nombre de points. Là est presque toute l'histoire du pacte de famine.

Laverdy avait conclu avec Malisset un traité pour, assurer l'approvisionnement de Paris. Il est probable que la Compagnie organisée pour exécuter le traité [1] usa pour faire la hausse et la baisse du procédé que nous venons de décrire et que dévoila Le Trosne ; mais beaucoup d'autres spéculateurs y eurent recours. Les intendants, les Parlements s'imaginèrent que le Gouvernement, comme on l'avait raconté déjà sous Louis XIV, faisait la cherté pour enrichir le trésor. Au mois d'octobre 1768, la Chambre des vacations du Parlement de Paris fit au roi des représentations où les promesses des économistes sur les effets de la liberté furent visées :

« Au lieu de cette abondance qui devait se répandre également de toutes parts, au lieu de cette aisance, de cette félicité, de cet accroissement de population qui devaient en être les suites, on a vu la disette menacer plusieurs contrées, la misère des peuples s'accroître, leurs larmes couler, les mères de famille craindre ou déplorer leur fécondité. »

L'arrestation, un mois après, de Le Prévost de Beaumont, dont les lamentables aventures ressemblent trait pour trait à celles de Latude et qui avait étayé une tentative de chantage sur la dénonciation du prétendu pacte de famine, contribua encore à exciter les Parlements.

Dans une assemblée de police convoquée par la Cour de Paris, en exécution d'une ordonnance de 1577, pour examiner la question des subsistances, le chancelier Séguier dit textuellement : « Nous avions vécu tranquillement depuis Charles IX, et l'on est venu tout changer. Il s'est élevé au milieu de la France une secte particulière ; ses partisans se sont érigés en précepteurs du genre humain ; ils ont enseigné les nations ; ils ont crié à la liberté et le nom de liberté a réduit tout d'une extrémité du royaume à l'autre. Les anciennes lois si sages, si prudentes, fruit du travail, des recherches, des réflexions des magistrats les plus expérimentés, qui avaient été jusqu'ici la source de l'aisance, du bonheur, de la félicité des peuples, on les a représentées comme contraires au bien public. »

Le président Le Pelletier signala à son tour « ces écrivains éblouis

---

1 Voir à ce sujet, les *Mémoires* de Bandeau dans la *Revue rétrospective*.

par les fausses lueurs de leur imagination ou *peut-être corrompus*, qui colorent par des raisons spécieuses un système propre à favoriser des gains aussi énormes qu'illégitimes. »

Laverdy, dont la maladresse avait favorisé les manœuvres, fut renvoyé. Le malheureux paya plus tard de sa tête les fautes inconscientes qu'il avait commises.

Maynon d'Invau, qui lui succéda au contrôle général essaya de les réparer ; puis l'abbé Terray vint au pouvoir ; la liberté du commerce des grains fut supprimée, peut être dans des vues coupables. Les économistes furent d'autant plus atteints dans leur réputation que Malisset, en qui le marchands de grains montraient

Le galeux, le pelé d'où venait tout le mal, était l'inventeur de la mouture économique [1] dont le marquis de Mirabeau avait fait une expérience au Valfleury.

II. Vieillesse et mort de Quesnay.

Il est permis de se demander si le silence de Quesnay, qui, à partir de février 1768, ne s'occupa plus ouvertement d'économie politique, n'a pas été causé en partie par les évènements que nous venons de rappeler.

Dans l'oraison funèbre que le marquis de Mirabeau prononça quatre jours après la mort de son maître, devant son buste, et en présence des économistes rassemblés, on lit :

« Je dirai avec quelle fermeté probe et concentrée, il souffrit le vent subit d'une disgrâce aussi audacieusement ameutée que profondément méditée. La même région qui, le siècle passé, porta contre Catinat l'arrêt insensé des Abdéritains contre Démocrite, renouvela de nos jours ce décret odieux et stupide contre Quesnay.

» Je dirai enfin avec quelle sagesse il choisit, il mesura, il rendit honorable sa retraite et donna sans ostentation comme sans faiblesse le rare exemple de la seule bonne conduite en ce genre, qui consiste à éluder et amortir la persécution sans lui faire tête, ni la fuir. »

Le marquis de Mirabeau connaissait trop bien les faits concernant Quesnay pour avoir tenu sans motifs un pareil langage. Visait-il

---

1 Grimm avait fait l'éloge de son invention en novembre 1767.

les faits qui avaient accompagné la mort de Mme de Pompadour et l'hostilité de Choiseul contre Quesnay ? Visait-il d'autres événements ? On ne sait.

Mais à la fin de 1770, mourut Sénac, premier médecin du roi. Sa succession fut très disputée ; elle semblait revenir de droit à Quesnay qui, quinze ans auparavant, avait failli l'obtenir. Elle ne fut donnée à personne. On dit que Louis XV voulait nommer Le Monnier et que Mme Dubarry poussait Bordeu. Du Pont de Nemours affirme que Quesnay refusa deux fois le poste de premier médecin ; la seconde fois serait à la mort de Sénac. En 1770, Quesnay n'aurait donc pas été disgracié et serait resté comme par le passé, premier médecin ordinaire et médecin du grand commun [1].

Cependant, le médecin de Mme Pompadour avait alors de nombreux ennemis.

Son buste fut exposé au Salon de 1771 ; Bachaumont écrivit :

A travers les rides dont cette tête est parsemée, on y démêle la morgue pédantesque d'un agronome enflé de ses prétendues découvertes... J'ai vu quelques gens du peuple prêts à briser la statue de cet homme, en apprenant qu'il était l'auteur de la cherté actuelle des grains par les spéculations fausses et les vues funestes qu'il avait inspirées au gouvernement. »

Et à la mort du roi, Quesnay ne fut pas appelé à lui donner des soins [2] ; il n'assista même pas aux consultations qui furent ouvertes

---

1 M. Lorin a fait le compte de ses revenus. Ils montaient net à environ 16,000 livres, non compris la rente que lui avait laissée Mme de Pompadour, et ses revenus personnels :

Comme commissaire des guerres, il touchait	900 livres.	
Comme premier médecin ordinaire		
pour gages et habillement	2.000 l.	
pour les grandes livrées	1.500	
à titre de pension	2.400	5.000
Comme médecin consultant	9.000	
Comme médecin du grand commun	1.800	
Total		17.600 livres.
Rapportant net		16.072 livres.

2 Journal historique (1er mai 1774) : Treize membres de la Faculté veillent continuellement sur cette personne sacrée, savoir : le sieur Le Monnier, faisant fonction de premier médecin ; deux médecins de quartier, les docteurs Lary et Bordeau, appelés de Paris ; deux chirurgiens de quartier, le sieur de la Martinière, premier chirurgien, et le sieur Ardouillé, en survivance ; le premier apothicaire et ses acolytes, etc.

entre les médecins du service de santé. Louis XVI enfin n'eut pas pour lui les ménagements d'amour-propre qu'avait montrés son grand-père : le 10 mai 1774, Lieutaud fut nominé premier médecin et Lassone fut désigné comme futur premier médecin ordinaire [1].

L'âge avancé et l'état de santé de Quesnay servaient de prétexte à ces mesures. « A la fin de sa vie, dit Grandjean de Jonchy, les douleurs que lui causait la goutte, étaient devenues plus aiguës et presque continuelles. Il les souffrait avec une patience héroïque et disait à ses amis : « Il faut bien quelques maux à mon âge. » Changeant alors de propos, la conversation devenait très vive, souvent très gaie. »

« Assis auprès de notre maître, perclus, aveugle, souffrant et presque accablé, dit de son côté le marquis de Mirabeau, nous le sentions tout entier, nous l'écoutions, tout oracle, nous le révérions immortel. »

Quesnay travailla pourtant jusqu'à ses derniers jours et en 1770, lors du décès de Sénac, la souffrance et la vieillesse ne l'avaient pas encore accablé.

« Il a conservé jusqu'à sa mort, rapporte Hévin, ce goût et cette aptitude au travail, et ceux qui vivaient avec lui familièrement ne s'apercevaient pas que sa tête avait baissé. Il avouait seulement qu'elle n'était plus en état de fournir un travail suivi sur des matières abstraites aussi longtemps que par le passé. Nous pouvons dire que, dans le mois qui a précédé sa mort, il a composé deux ou trois mémoires sur l'économie politique dont la lecture a fait dire à un homme en place « Il a une tête de trente ans sur un corps de quatre-vingts [2]. »

Il employait presque exclusivement ses loisirs à l'étude des mathématiques qu'il regrettait d'avoir négligée [3] ; mais il s'égara. Ses amis essayèrent en vain de l'empêcher de publier les résultats de son travail ; il persista et fit paraître des *Recherches philosophiques sur l'évidence des vérités géométriques*, au sujet desquelles Turgot ne

---

1 Note des Gottinger Gelahrten Anzagen (28 juillet 1774), citée par M. Oncken.
2 Ce compliment d'un homme en place, qui peut-être était Turgot, n'était sans doute qu'une formule de déférence. Si les derniers écrits économiques du vieillard avaient eu autant de valeur que le dit Hévin, Bandeau les aurait recueillis dans les *Nouvelles Éphémérides*.
3 G. de Fouchy.

put s'empêcher de dire : « C'est le scandale des scandales ; c'est le soleil qui s'encroûte. »

Du Pont de Nemours écrivit au margrave de Bade : « M. le Dr Quesnay prend la liberté d'offrir à V. A. un exemplaire de ses *Recherches philosophiques...* Ce sont les récréations d'un vieillard bien respectable qui s'est occupé de géométrie pour la première fois à l'age de 76 ans ; aussi quand il se trouverait quelque méprise dans sa géométrie, on ne devrait pas en être fort surpris ; mais sa métaphysique est belle, son projet d'éléments de géométrie simple et très bien entendu et le lemme qui commence son travail un coup de génie. On ne peut lui en demander davantage [1]. »

Le lemme qu'admirait Du Pont est ainsi conçu : « Deux cercles égaux qui se croisent réciproquement de la circonférence au centre divisent en trois parties égales leur diamètre commun et divisent aussi en trois parties égales tous les arcs renfermés exactement entre leurs circonférences et qu passent par leurs centres. »

De là — nous n'essayons pas d'expliquer comment — Quesnay prétendit résoudre le problème de la trisection de l'angle et celui de la quadrature du cercle ! En même temps, il contesta les conceptions idéales du point et de la ligne [2].

Tel était néanmoins son respect pour la vérité et telle était aussi sa confiance en lui-même qu'il mit en tête de son livre, avec réponses, les objections simples et décisives de géomètres qu'il avait consultés.

Son ouvrage est daté de 1773 ; la partie principale avait déjà été imprimée, sous le nom de *Polygonométrie*, dans une plaquette qui, si l'on en croit les bibliographes, remonterait à trois années auparavant, 1770 [3]. Ce serait une preuve de plus de la ténacité de Quesnay ; ce serait aussi l'indication que sa passion pour les mathématiques avait pris naissance au moment où il cessa d'écrire sur l'économie politique.

Quesnay mourut à Versailles le 16 décembre 1774, cinq mois après l'entrée de Turgot au ministère. « Deux jours avant sa mort, dit le marquis de Mirabeau, Baudeau était allé le voir ; le moribond

1 13 avril 1773.
2 L'ouvrage se termine par l'exposé d'un plan simple et sensé d'éléments de géométrie pratique.
3 La *Polygonométrie* n'est pas datée.

se ranima en entendant la voix du fondateur et restaurateur des *Éphémérides* et s'entretint avec lui. Il tomba aussitôt après dans l'affaissement pour ne plus se réveiller.

« Deux jours avant sa mort, dit de son côté Hévin, il eut la satisfaction d'apprendre la nouvelle de la cérémonie de la pose de la première pierre du collège de Chirurgie [1] (actuellement l'amphithéâtre de l'École de Médecine). Il en écouta les détails avec une joie marquée ; depuis il n'a pas proféré une seule parole [2]. »

Chacun interprétait à son point de vue les derniers mouvements du mourant.

III. Son œuvre.

Si nous avons réussi à exposer l'œuvre personnelle de Quesnay, telle que nous la comprenons, en la dégageant autant que possible de celle de ses disciples, nos lecteurs auront vu que, chez le médecin de Mme de Pompadour, le philosophe social n'était pas séparé de l'économiste.

Quesnay « parti de la charrue », préparé à l'observation par ses études médicales, a commencé par chercher les causes de la détresse de l'agriculture et les moyens de la faire cesser.

Il vit alors la supériorité de la grande culture sur la petite et d'une manière générale, l'action féconde du capital dans la production. Il signala les obstacles opposés par la réglementation au débit des produits agricoles et aux échanges de toute nature. Sachant distinguer entre l'utilité et la valeur, comprenant que les richesses doivent être à la fois « nécessaires aux hommes et commerçables », il ruina le système de la balance du commerce et posa les bases de la théorie du libre échange.

Il constata enfin que plus la concurrence est grande, et plus chacun s'ingénie à économiser sur les frais de production, entrevoyant ainsi la loi du moindre effort.

---

1 Quand cette cérémonie eut lieu, le bâtiment, commencé en 1769, était presque achevé.

2 On prête à Quesnay, à la veille de sa mort, plusieurs propos ; nous ne les citerons pas. Chacun sait qu'il faut attacher peu de valeur aux anecdotes de ce genre. Il fut enterré à Versailles, dans la vieille Église saint-Julien qui était à côté de l'Église Notre-Dame. M. René Allain a fait de vaines recherches pour retrouver ses restes.

Si Quesnay n'a pas tiré tout le parti possible de sa formule : « obtenir la plus grande augmentation possible de jouissances, par la plus grande diminution possible de travail pénible », c'est qu'il s'est trompé sur la source de la richesse, en regardant trop exclusivement la production et la consommation du blé, et que se trompant quant à la source de la richesse, il erra quant à sa répartition.

La dénomination de classe stérile qu'il a donnée aux industriels et commerçants est ce qui a le plus nui à son système économique ; elle a permis aux adversaires de la liberté commerciale de former contre lui une ligue puissante. En vain Turgot changea-t-il ensuite cette expression de classe stérile en celle de classe *stipendiée* et Du Pont de Nemours en celle de classe *subordonnée*, l'effet était produit.

La proposition d'après laquelle la terre, y compris les produits des eaux, des mines, etc., est la source unique de la richesse, est évidente si l'on admet la matérialité de la richesse et si l'on donne au mot terre un sens très étendu ; c'est de notre globe que l'homme tire la matière qu'il transforme ou déplace en utilisant les forces naturelles ; mais cette proposition est incomplète, car peu d'utilités sont à notre disposition sans travail.

Quesnay n'a pas d'ailleurs placé, au moins dans ses premiers écrits, la source de la richesse dans la terre ; il l'a mise dans le produit net, dans le revenu foncier, c'est-à-dire dans la différence entre les prix et les frais de production des produits agricoles. Si donc ces prix s'élevaient, même sans accroissement des frais de production, la vie devenait plus chère et pourtant la richesse augmentait. Quesnay ne vit pas cette contradiction.

Sa théorie du produit net a eu toutefois des conséquences heureuses ; elle a poussé vers l'agriculture les intelligences et les capitaux que le Colbertisme avait dirigés vers la fabrication des objets manufacturés. Elle a ramené les riches sur leurs terres et provoqué ainsi de sérieuses améliorations. La traduction des *Géorgiques* par Delille en 1769, les *Saisons* de Saint-Lambert, les *Mois* de Roucher, les scènes de village qui remplirent le théâtre, les Pastorales, montrent combien le goût pour la vie rurale se développa au XVIIIe siècle.

De la doctrine du produit net est sortie logiquement celle de l'impôt territorial unique. Aux yeux de Quesnay, toute autre forme d'imposition entraînait des frais de perception inutiles et des destructions de richesses ; elle modifiait les conditions des échanges et gênait la liberté de chacun ; le prix de vente des produits imposés était majoré à la fois par la taxe et par les gênes subies ; l'incidence retombait sur les cultivateurs et finalement sur les propriétaires ; la classe stérile n'était qu'un intermédiaire.

Cette autre erreur de Quesnay n'est pas moins visible. Mais si l'on se rappelle quel arbitraire régnait dans la perception des contributions sous l'ancien régime, combien étaient vexatoires les procédés des agents des aides et ceux de la gabelle, quelles entraves apportaient aux transactions les droits de tout genre que le roi et les municipalités prélevaient sur les produits de certaines industries, quels frais entraînait la multiplicité des taxes, on conçoit que l'impôt direct et unique ait pu séduire les esprits. Le principe en fut accepté presque universellement en France. Il le fut aussi à l'étranger : le margrave de Bade dans son état, et Léopold, dans le duché de Toscane, en firent des essais.

Les discussions qu'il souleva amenèrent en outre des réformes dans le mode de perception des taxes et firent condamner les impôts assis sur le revenu brut sans tenir compte des frais de production, comme la dîme et les vingtièmes.

Enfin cet impôt devait être réel ; son établissement devait entraîner l'abolition des privilèges nobiliaires. Mais il aurait pu avoir une conséquence à laquelle Quesnay n'avait pas songé, la main-mise de l'État sur le sol entier de la nation. En devenant co-propriétaire du produit net, le prince aurait eu intérêt à augmenter sa part de co-propriété et à devenir propriétaire du sol entier pour avoir tout le produit net.

Aussi l'un des adversaires modernes de la propriété privée de la terre, Henri Georges a-t-il pu, avec quelque raison, dédier l'un de ses livres *Protection et libre-échange* « à la mémoire des illustres Français d'il y a un siècle, Quesnay, Mirabeau, Condorcet, Du Pont et leurs amis qui, dans la nuit du despotisme, ont prédit les splendeurs de l'ère nouvelle ».

Mais les erreurs de Quesnay, si graves qu'elles soient, ne l'ont pas empêché de saisir les vices des théories économiques émises avant lui et de poser vingt ans avant Adam Smith, les bases de l'économie politique moderne.

Comme philosophe social, son rôle ne fut pas moins important.

La conséquence des doctrines contenues dans le *Traité de Droit naturel* est qu'il faut plus compter sur le libre jeu des lois naturelles que sur l'action du gouvernement et que le rôle de ce dernier doit être borné à la répression des violences, des fraudes et des usurpations. Quesnay, comme Gournay, arrachait le masque dont se couvrent en tout temps les intérêts particuliers exclusifs pour obtenir des lois à leur profit.

Ainsi que son émule, il ne fut qu'un précurseur ; ses idées furent reprises, développées, perfectionnées principalement par Turgot ; mais son système a été la base initiale des théories économiques libérales, et, à ce titre, il a dans l'histoire des idées une place considérable.

Si la célébrité du médecin de Mme de Pompadour n'est pas plus grande, si le publie le connaît moins que Montesquieu et que J.-J. Rousseau, par exemple, c'est qu'il ne fut pas un écrivain ; il avait de fortes pensées qu'il ne savait pas embellir. Ainsi que l'a dit un peu brutalement Turgot, à propos des écrits réunis dans la *Physiocratie* : « On ne se donne pas l'âme et le talent quand on ne les a point. »

Sa position ne lui permettait pas d'ailleurs d'exposer ouvertement ses idées ; il parlait librement dans son entresol et presque aussi librement dans l'appartement de Mme de Pompadour ; mais il ne pouvait signer ce qui sortait de sa plume. Aussi voulait-il des disciples pour le suppléer ; il en eut, les fit travailler sous ses yeux et les excita sans relâche. Son petit logement du grand commun était une sorte d'atelier où, comme chez les peintres d'autrefois, se groupaient les élèves sous la direction du maître.

A la Cour, il exerça longtemps, quoique par en dessous, une réelle influence. C'est sur ses conseils, adroitement donnés, que Mme de Pompadour se mêla d'affaires sérieuses, qu'elle se mit à aimer l'agriculture, qu'elle invita Bertin à s'en occuper et à préparer la réforme de la législation des grains, que peut-être elle amena Louis XV à s'intéresser aux questions économiques. Quesnay était craint ; ses propos mordants lui avaient fait des ennemis ; on ne pouvait lui reprocher d'avoir, sans naissance et sans fortune, accepté un emploi avantageux auprès de la favorite ; presque tous les gens de cour la sollicitaient et l'adulaient ; mais on ne lui pardonna pas d'avoir voulu jouer un rôle supérieur à sa situation modeste, en agissant sur l'esprit de celle qu'il servait.

Sa disgrâce n'a pas empêché le succès de ses doctrines. Il eut la satisfaction, dans ses derniers jours, de voir Turgot écrire à Louis XVI le 24 août 1774, en entrant au contrôle général : « On peut espérer de parvenir par l'amélioration de la culture, par la suppression des abus dans la perceptions et par une répartition plus équitable des impositions, à soulager sensiblement le peuple sans diminuer beaucoup les revenus publics », et la satisfaction plus grande encore de voir paraître, le 13 septembre 1774, l'arrêt du Conseil qui rétablissait la liberté du commerce des grains à l'intérieur du royaume.

IV. Sa postérité.

Quesnay avait eu deux fils et une fille. Celle-ci, Marie-Nicolle, née en 1723, épousa Hévin, en 1740. Elle eut quatre enfants ; sa postérité existe encore aujourd'hui [1]. Comme sa mère, elle mourut en couches en 1761 ; Hévin se remaria peu de temps après [2] et resta néanmoins en bons termes avec sou beau-père.

L'aîné des fils de Quesnay, le seul qui ait vécu, Blaise-Guillaume, fut inspecteur général des fourrages à Valenciennes [3] ; il épousa Mlle d'Eguillon en 1747 et se livra à l'agriculture dans la terre de Beauvoir, près Decize (Nièvre), terre considérable que Quesnay acheta en 1755 tant de son patrimoine que d'un don du roi et qui comprenait les domaines de Beauvoir, de Saint-Germain, de Beaurepaire, et une partie du fief de Glouvet [4].

Des cinq enfants de ce fils aîné, l'un, Quesnay de Beauvoir, né à Versailles en 1750, mourut sans postérité. Un autre, Quesnay de Saint-Germain né à Valenciennes en 1751, fut l'élève et le favori de son aïeul. Il alla en Pologne avec l'évêque de Vilna, prince Massalski, et passa alors à Carslruhe où il fut reçu par le margrave de Bade. Un peu plus tard, Turgot l'attacha à son cabinet. En 1776,

1 Dans la famille Aubery du Boulley.
2 Avec Mlle de La Chaud, dont il eut une fille.
3 Il occupa ces fonctions en 1741 et les occupait encore en 1775.
4 Elle coûta à Quesnay 40,000 livres. Son fils lui paya une rente de 2.000 livres.

il devint conseiller à la Cour des aides ; il fut ensuite député à l'Assemblée législative, où il fit peu de bruit ; les biographes du temps ne parlent pas de lui. C'était pourtant un homme de mérite [1]. Il est mort président du tribunal de Saumur en 1805 [2].

Son frère cadet, Quesnay de Beaurepaire, né à St-Germain-en-Viry, en 1752, eut une vie aventureuse ; il partit à vingt ans faire la guerre de l'indépendance ; la maladie l'ayant empêché de suivre les opérations militaires, il eut l'idée de fonder en Virginie une Université, réunit des fonds, acheta de vastes terrains et posa, en 1786 la première pierre d'un établissement qui a donné naissance à l'Université de Richmond. Quesnay de Beaurepaire rentra en France en 1789, prit part aux premières guerres de la Révolution et se vit obligé de chercher un refuge à l'étranger ; il revint ensuite à Paris où il mourut contrôleur des contributions en 1820. Son fils et son petit-fils ont suivi les traditions de leur grand oncle, Quesnay de Saint-Germain, en entrant dans la magistrature.

1 Il est l'auteur d'un Éloge de Court de Gibelin (1784) et de brochures sur des questions de politique locale (1789). Du Pont de Nemours, dans une notice spéciale, a fait son éloge et en même temps celui de son grand-père.
2 Sa postérité est dans les familles de Brinon, de Lavarelle et Chaslus.

ANNEXES

A.

Acte de baptême de Quesnay

Le samedi, vingtième jour de juin au dit (1694), François, fils de Nicolas Quesnay, receveur de l'abbaye de Méray de Saint-Magloire, et de Louise Giroux, sa femme, a été baptisé par moi, vicaire soussigné. Le parrain, Nicolas Egasse, de la paroisse de Boissy, et la marraine, Jeanne Le Peintre, de la paroisse de Méray.

Ont signé : Egasse, Jeanne Le Peintre, C. Lebreton.

B.

Ouvrages attribués à Quesnay contre la Faculté de médecine

1736. Réfutation de la thèse de M. Maloet, docteur en médecine, par un chirurgien (Insérée dans les *Observations sur les écrits des modernes*, 2 juin 1736.)

Réponse d'un chirurgien à la lettre insérée dans le *Mercure de France* du mois d'août dernier, et adressée aux auteurs des *Observations sur tes écrits des modernes*.

(?) Réponse à la lettre de M... (Procope) à un ami de province [1], par M. Desroziers, maître chirurgien d'Étampes et d'Orléans.

1737, (?) Réponse de M. (Desroziers), maître chirurgien d'Orléans, au médecin auteur du *Baillon*, in-4°,

Réponse d'un chirurgien de Saint-Côme à la première lettre de M. Astruc, sur les maladies vénériennes, avec une addition qui sert de réplique la deuxième lettre, in-4°, 1er septembre 1737.

Lettres sur les disputes qui se sont élevées entre les médecins et les chirurgiens,

     sur le droit qu'a M. Astruc d'entrer dans ces disputes,

     sur la préférence qu'il se donne en comparant son ouvrage avec celui de Héry,

---

1 Insérée dans le *Mercure* d'août 1736.

sur les médecins qui écrivent, selon M. Astruc, mieux que les chirurgiens,

sur l'inventeur des frictions, sur le premier qui en a écrit,

sur les médecins étrangers que M. Astruc appelle au secours, pour soutenir la Faculté de Paris,

sur l'ouvrage de ce docteur, *De morbis Veneris*,

sur la prééminence prétendue des médecins,

sur leur incapacité à traiter les maladies vénériennes,

et sur le droit de propriété que les chirurgiens ont sur le traitement de ces maladies,

par M., chirurgien dé Rouen, à M, chirurgien de Namur et docteur en médecine, 1737, in-4°.

(La première lettre est datée du 2 décembre 1737 ; la dernière du 16 février 1738.)

1739. Réponse à l'écrit intitulé : *Cléon à Eudoxie*, touchant la prééminence prétendue des médecins sur les chirurgiens, adressée par M. Desroziers, maître chirurgien d'Étampes, à M. Andry de Boisregard, d. m. f. p.

1743. Observations sur l'écrit intitulé *Réflexions sur la déclaration du Roi du 23 avril 1743*.

(Une deuxième édition a été augmentée d'une Réplique aux réponses des médecins.)

1744. (?) Recherches critiques et historiques sur l'origine, sur les divers états et sur les progrès de la chirurgie en France, 1744, in-4° et 2 in-12.

1748. Examen impartial des contestations des médecins et des chirurgiens, considérées par rapport à l'intérêt public, par M. de B., in-12, 1748.

1749. (?) Mémoire présenté au roi par son premier chirurgien, où l'on expose la sagesse de l'ancienne législation sur l'état de la chirurgie en France, 1749, in-4°.

C.

Diplôme de docteur de Quesnay

Pro doctoratu medico.

Mauricius Grandelus, regis consiliarius et medicus, necnon in celeberrima Universitate Ponti Mussana Facultatis medicæ, professor regius atque decanus et Collegium professorum regiorum ejusdem Facultatis. Universatis et singulis presentes litteras visuris et audituris, salutem in Domino sempiternam. Cum vitæ, morum probitas, cruditio varia, et fama laudabilis magistri dornini Francisci Quesnay, ex Mercy, diocesis Carnotensis, medicina licentiati, nobis sat conspectæ sint, necnon, ejus doctrina et peritia, quibus baccalaureatus gradum in medicina hic et ubique terrarum exercere licentium a nobis obtinere meritus est, ipso ad cumulum gloriæ et ad lauream Apollinarem consequendam intentus ut magna præmia magnis laboribus debita adipisceretur.

His de causis prædicti magistri domini Francisci Quesnay doctrinam multis examinibus probavimus ; qua ratione factum est ut idoneus sit habitus qui doctoratus laurea insigneretur. Itaque, præmisso diligenti ac rigoroso examine, præmissisque disputationibus publicis, ac probata ejus fidei catholicæ professione, nos, sub authoritate apostolica ac regia qua se parte fungimur, prædictum magistrum dominum Franciscum Quesnay, medicina licenciatum ac doctoratum in medicina, creamus se declaramus, eique facultatem et licentiam tranferimus docendæ et exercendæ medicinæ hic et ubique terrarum, vestem coccineam et epomidem, aliaque insigna doctoratus inducere, omnia demum privilegia quæ Sanctissimorum Pontificum indultis et principum constitutionibus concessa, sunt et ad unc gradum ad instar antiquissarum Facultatum Parisiensis et Bononiensis pertinentia generaliter impertimus. In cujus rei fidem his litteris per secretarium Facultatis nostræ epeditis, et utroque sigillo nostro munitis, subscripsimus. Datum Ponti Mussi in comitiis nostris, die nona mensis septembris anni millesimi septengentesimi quadragesimi quarti.

Grandelus, — Jadelot, regis consiliarius et medicus, professor regius, — Le Lorrain, professor reglus. Ex mandato domini Decani : Isarrette, secretarius.

D.
Lettres à Mirabeau sur le Tableau économique

I

J'ai tâché de faire un tableau fondamental de l'ordre économique, pour y représenter les dépenses et les produits sous un aspect facile à saisir, et pour juger clairement des arrangements et des dérangements que le Gouvernement peut y causer ; vous verrez si je suis parvenu à mon but. Vous avez vu d'autres tableaux ces jours-ci. Il y a de quoi méditer sur le présent et sur l'avenir. Je suis de la dernière surprise que le Parlement ne présente d'autres ressources pour la réparation de l'État que dans l'économie ; il n'en sait pas si long que l'intendant d'un seigneur qui dépensait plus qu'il n'avait de revenu, et qui le pressait de lui trouver des ressources ; celui-là ne lui dit pas : Épargnez !, mais il lui représenta qu'il ne devait pas mettre les chevaux de carrosse à l'écurie et que, tout étant à sa place, il pourrait dépenser encore davantage sans se ruiner. Il paraît donc que nos remontrants ne sont que des citadins bien peu instruits sur les matières dont ils parlent et sont, par là, d'un faible secours pour le public.

Votre dernière lettre remarque bien que les efforts des particuliers sont fort stériles, mais il ne faut pas se décourager, car la crise effrayante viendra, et il faudra avoir recours aux lumières de (la) médecine. Vale.

II

Mme la marquise de Pailly me dit que vous êtes encore empêtré dans le zizac. Il est vrai qu'il a rapport à tant de choses qu'il est difficile d'en saisir l'accord, ou plutôt de le pénétrer avec évidence. On peut voir dans ce zizac ce qui se fait, sans voir le comment, mais ce n'est pas assez pour vous.

On y voit : 1° que l'emploi de 400 livres d'avances annuelles, pour les frais de l'agriculture, produisent 400 livres de revenu et que 200 livres d'avances employées à l'industrie ne produisent rien au delà du salaire qui revient aux ouvriers ; encore le salaire est-il fourni par le revenu que produit l'agriculture. Ce revenu se partage par la dépense du propriétaire, à peu près également ; la moitié retourne à l'agriculture pour les achats de pain, viande, bois, etc., et les hommes qui reçoivent cette moitié de revenu et qui en vivent, sont employés aux travaux de la terre qui font renaître la valeur de cette même somme en productions de l'agriculture. Ainsi le même revenu se perpétue. Vous direz peut-être que vous ne voyez pas encore renaître que la moitié. Attendez les autres distributions. Le reste y reviendra. Ces colons vivent en même temps de cette même somme ; mais leur travail, par les dons de la terre, produit plus que leur dépense et ce produit net est ce qu'on appelle revenu.

L'autre moitié du revenu du propriétaire est employé, par celui-ci aux achats des ouvrages de main-d'œuvre pour ses entretiens de vêtements, ameublement, ustensiles, et de toutes autres choses qui s'usent ou qui s'éteignent sans reproduction renaissante de ces mêmes choses. Ainsi le produit du travail des ouvriers qui les fabriquent, ne s'étend pas au delà du salaire qui les fait subsister et qui leur restituent leurs avances. Il n'y donc rien ici que dispendieux en nourriture d'hommes, qui ne produisent que pour leur propre dépense, qui leur est payée par le revenu que produit l'agriculture. C'est par cette raison que je la nomme dépense stérile.

Souvenez-vous toujours de l'axiome qui dit que, quand la marchandise ne vaut pas les frais, il faut quitter le métier ; cela est vrai, sans exception ; mais si, au moins, la marchandise vaut les frais, il y a une distinction à faire, savoir quand les frais nourrissent des hommes, car il y a des dépenses qui ne les nourrissent point, et qui ne les intéressent que quand il y a un produit net à leur profit. Je veux faire transporter de loin des bois à Paris, et j'examine si les frais de charrois n'enlèveront pas tout le profit, et ces frais qui nourrissent des chevaux et presque point d'hommes, sont d'un autre genre que ceux qui nourrissent des hommes et n'entrent point dans mon zizac sous le même point de vue, car on y envisage les richesses par rapport aux hommes et les hommes relativement aux richesses ; ce rapport est un des objets du Tableau.

Un second objet est la marche de la distribution des revenus qui en assure le retour avec la subsistance des hommes. On y voit d'abord comment la dépense du propriétaire se distribue à l'agriculture et à l'industrie ; et on y voit ensuite comment chaque somme, arrivée à l'une et à l'autre, se distribue encore réciproquement, de part et d'autre, jusqu'au dernier sol.

Les ouvriers de la classe de l'industrie dépensent dans leur classement, la moitié de la somme de leur salaire, pour les marchandises de main-d'œuvre dont ils ont besoin pour leur entretien, et l'autre moitié retourne à l'agriculture, pour l'achat de leur subsistance. On voit la même chose du côté de l'agriculture. Les colons y emploient, pour leur subsistance, la moitié de la somme qu'ils reçoivent, et portent l'autre moitié à l'industrie pour les marchandises de main-d'œuvre, nécessaires pour leur entretien. Ainsi, à chaque classe, il y a, pour la dépense des sommes qui leur sont distribuées, le même partage que pour la dépense du revenu du propriétaire, à la réserve que chacune de ces classes reçoit réciproquement l'une de l'autre, et s'entrerend également, et que le tout se reproduit dans la classe de l'agriculture, et on voit que par la distribution d'un revenu de 400 livres, cette somme tient lieu de 800 livres, réparties tant chez le propriétaire que dans les classes de l'agriculture et de l'industrie, où elle est partout employée aux achats des choses qui servent à la nourriture et à l'usage des hommes.

Mais un autre objet à considérer dans notre zizac, sont les avances nécessaires pour le mouvement de la machine qui est tenue en action par les hommes, et le rapport de ces avances avec le revenu *positis ponendis*. On y voit encore, du côté de l'agriculture, que les avances employées en frais y renaissent ainsi que le revenu, et qu'une partie de ces avances y est employée en salaire d'hommes qui travaillent à la culture et qui y subsistent par ce salaire ; par là, on voit, d'un coup d'œil, l'usage et le compte des richesses et des sommes, leur rapport et leur influence réciproque, et toute l'âme du gouvernement économique des états aratoires.

Ainsi, le zizac bien conçu, abrège bien du détail et peint aux yeux des idées fort entrelacées que la simple intelligence aurait bien de la peine à saisir, à démêler, et à accorder, par la voie du discours ; encore ces idées seraient-elles fort fugitives, au lieu qu'épurées dans l'imagination par le Tableau, ni elles ; ni leurs combinaisons ne peuvent, plus échapper, ou seront, du moins, très facile à se représenter toutes ensemble dans leur ordre et dans leur correspondance en un seul aspect, où l'on peut méditer à l'aise sans y rien perdre de vue, et sans que l'esprit se charge de l'arrangement.

Je vous enverrai une seconde édition augmentée et corrigée, comme c'est la coutume, mais ne craignez pas, ce livret de ménage ne deviendra trop volumineux. J'en fais imprimer trois exemplaires pour voir cela plus au clair, mais je crois que sa place serait bien à la fin de votre dissertation pour le prix de la Société de Berne, si vous l'en trouvez digne avec un préliminaire de votre façon ; la dissertation elle-même est déjà un bon préliminaire. Mais comme vous y avez trouvé de l'embarras, vous serez, par cette raison, plus clair que moi à prévoir ce qui peut arrêter, parce que vous avez été arrêté vous-même. Dans ma seconde édition, je pars d'un revenu de 600 livres, pour, faire la part un peu plus grosse à tout le monde ; car elle était trop maigre en partant d'un revenu de 400 livres, ce qui revenait trop au malheureux sort de nos pauvres habitants du royaume d'Atrophie ou de Marasme qui, pour comble de malheur, est tombé sous la conduite d'un médecin qui n'épargne pas les saignées et la diète, sans imaginer aucun restaurant. Je ne vous en dirai pas davantage, trop digne citoyen, de crainte de réveiller en vous des sentiments trop affligeants. Respirez du moins dans le silence de votre campagne, Vale.

III

J'ai été très content du premier chapitre et de la première moitié du second ; l'ordre manque dans la suite, le style y est faible, obscur et bas ; ce n'est encore qu'un croquis d'idées qui ne peut servir que de remémoratif à l'auteur, pour retrouver ses matériaux, les façonner, les mettre en place et construire noblement, solidement et en bel aspect. Votre répugnance pour le hiéroglifes arithmétiques est ici fort déplacée.Les grands appareils de calcul accablent, il est, vrai, l'intelligence des lecteurs, mais le commun d'entre eux ne s'attache qu'aux résultats qui les rendent tout d'un coup fort savants, mais ceux qui étudient sérieusement, et qui approfondissent, ne s'en tiennent pas là, ils démêlent, ils vérifient, ils concilient toutes les parties numéraires d'une science si multiple. C'est pour eux qu'il faut travailler, car ce sont eux qui sont les véritables dépositaires et les véritables apôtres des sciences et les, véritables suppôts des livres ; les autres lecteurs, qui ne lisent que pour s'amuser et babiller sans jugement, et qui ne sont d'aucun poids dans la société m'intéressent peu, ; ils ne voient jamais un livre qu'une fois et l'oublient pour toujours. On ne fait pas des livres de sciences pour n'avoir, comme les petits pâtés, que l'existence du moment. Les livres de sciences qui se prouvent par les calculs, sont les plus durables et les plus relus, quand ils remplissent leur objet, car on est sans cesse obligé d'y revenir pour suppléer à la mémoire qui ne peut pas retenir toutes les quotités que renferment de pareilles sciences, où les calculs sont toujours ce qu'il y a de plus décisif et de plus précieux pour l'instruction. La théorie de l'impôt n'aurait jamais pu démontrer sans les calculs, que l'impôt ne doit être payé que par les propriétaires, au profit même des propriétaires. La démonstration de ces paradoxes est réservée aux seuls calculs. Ainsi, point de sciences en ce genre, sans la décision des calculs ; elles ne seront que confusion, opinions, erreurs et administrations funestes. Réconciliez-vous donc avec les calculs, ce sont vos anges tutélaires et les juges souverains des intérêts numéraires des hommes et ils doivent tenir la place la plus apparente dans votre ouvrage. Cependant, vous pouvez les réserver pour la fin de chaque chapitre où ils conviennent, soit en continuation, soit en forme de notes, comme vous le jugerez à propos, mais il ne faut pas les renvoyer à d'autres chapitres, où ils ne prépareraient pas si bien l'esprit du lecteur à l'intelligence successive des parties du tableau. On peut même dire que leurs véritables places de détail étant manquées, ce serait un grand défaut dans un ouvrage où l'ordre est si essentiel, surtout l'ordre des connaissances primitives et génératives. Or, ce sont les calculs mêmes que j'appelle connaissances, car sans eux tout est doute, tout est contestable ici. Si on manque leur place, les lecteurs manqueront aussi d'apercevoir les rapports qu'ils ont entre eux et avec les objets. Je ne crois pas que vous puissiez vous dispenser de mettre à la fin du premier chapitre les calculs des dépenses pour montrer complètement ce premier objet qui est la racine du Tableau, qui doit faire envisager avec précision les quotités des dépenses dans toutes ses parties et qui fait connaître l'importance de leurs sources, et ensuite les calculs des avarices qui naissent de ces sources, par le moyen des dépenses. Tout cela est donc étroitement lié et préparatoire à l'intelligence des autres objets.

M. Dumont [1] vous a donc poussé et rencoigné dans le revirement de la classe stérile qui renvoie toute sa recette à la classe productive,

---

1 Nous ne savons quel est le Dumont dont il est ici question.

mais il n'aperçoit pas que dans celle-ci, dans le cas dont il s'agit, les achats surpassent les ventes ou sa recette, et que par ce beau ménage, elle se ruine, qu'en se ruinant, elle a progressivement moins à vendre chaque année, et que la classe stérile ne peut lui acheter qu'autant qu'il y a à vendre, et que si la classe stérile augmente ses dépenses, il faut qu'elle achète de l'étranger. Ainsi jamais la classe productive ne peut trouver de dédommagement.

J'ai donné le placet et point de réponse.

En relisant votre lettre, je me suis aperçu que mes misérables brouillons vous rendraient paresseux. Pensez à votre tour ; vous en savez autant que moi par principes, soyez de plus, marchand en détail. Je me suis occupé autant qu'il est en moi des calculs, parce que c'est l'extrait décisif et le *compendium* de cette science, développez-en les mystères par le raisonnement ; cela vous va mieux qu'à moi, qui ne vise qu'aux résultats. Cependant, je pourrai mettre par addition ce que vous aurez oublié, et que j'ai aperçu dans la route que j'ai parcourue. Au reste, ce qui va, va bien pour compléter votre gloire immortelle. C'est ici le grand œuvre de votre intelligence. Pensez-y bien.

E.

Iconographie de Quesnay [1]

Portrait peint par J. Chevallier (1745), gravé par J. G. Wille (1747).

Portrait peint par Fredou, gravé par J. C. François, (1767).

Portrait demandé par l'Académie de chirurgie, en 1764 (actuellement à la Faculté de médecine).

Buste par Vassé (Salon de 1771).

Buste (posthume), par Houdon (Salon de 1781).

Buste par Leroux, sur le monument élevé à Quesnay, dans la commune de Méré, sur l'initiative de M. Allain-Lecanu (1896).

---

1 D'après M. Lorin.

ISBN : 978-1979911207

www.ingramcontent.com/pod-product-compliance
Lightning Source LLC
Chambersburg PA
CBHW071454220526
45472CB00003B/798